CUERPO CUÁNTICO

LA NUEVA CIENCIA PARA UNA VIDA MÁS LARGA, SANA Y VITAL

CUERPO CUÁNTICO

LA NUEVA CIENCIA PARA UNA VIDA MÁS LARGA, SANA Y VITAL

Dr. Deepak Chopra, Dr. Jack Tuszynski
y Dr. Brian Fertig

Traducido por
Karina Simpson

Grijalbo

El papel utilizado para la impresión de este libro ha sido fabricado a partir de madera procedente de bosques y plantaciones gestionadas con los más altos estándares ambientales, garantizando una explotación de los recursos sostenible con el medio ambiente y beneficiosa para las personas.

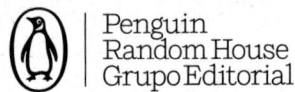

Cuerpo cuántico
La nueva ciencia para una vida más larga, sana y vital

Título original: *Quantum Body. The New Science of Living a Longer, Healthier, More Vital Life*

Primera edición: enero, 2024

D. R. © 2023, Deepak Chopra, Fertig Metabolism, LLC, and Jack Tuszynski Solutions, Inc.

Esta traducción se publicó por acuerdo con Harmony Books, un sello editorial de Random House, división de Penguin Random House LLC.

D. R. © 2024, derechos de edición para México, América Latina y Estados Unidos, en lengua castellana:
Penguin Random House Grupo Editorial, S. A. de C. V.
Blvd. Miguel de Cervantes Saavedra núm. 301, 1er piso,
colonia Granada, alcaldía Miguel Hidalgo, C. P. 11520,
Ciudad de México

penguinlibros.com

D. R. © 2024, Karina Simpson, por la traducción

Penguin Random House Grupo Editorial apoya la protección del *copyright*.
El *copyright* estimula la creatividad, defiende la diversidad en el ámbito de las ideas y el conocimiento, promueve la libre expresión y favorece una cultura viva. Gracias por comprar una edición autorizada de este libro y por respetar las leyes del Derecho de Autor y *copyright*. Al hacerlo está respaldando a los autores y permitiendo que PRHGE continúe publicando libros para todos los lectores.

Queda prohibido bajo las sanciones establecidas por las leyes escanear, reproducir total o parcialmente esta obra por cualquier medio o procedimiento así como la distribución de ejemplares mediante alquiler o préstamo público sin previa autorización.
Si necesita fotocopiar o escanear algún fragmento de esta obra diríjase a CemPro
(Centro Mexicano de Protección y Fomento de los Derechos de Autor, https://cempro.com.mx).

ISBN: 978-607-384-010-1

Impreso en México – *Printed in Mexico*

ÍNDICE

Prefacio, por Deepak Chopra 11

SÍNTESIS
Conoce tu cuerpo cuántico / 15

PRIMERA PARTE
Bienestar para toda la vida

Cómo se estancó el bienestar 29
La solución cuántica 37
Prácticas sin esfuerzo: respirar, sentir, ver 43
Un remedio contra el estrés que sí funciona 64
Bienestar supremo 70

SEGUNDA PARTE
La realidad cuántica es tu realidad

Acepta el misterio que eres tú 81
La causa de absolutamente todo 90
El flujo de la vida 98
Traza el mapa del milagro 106

TERCERA PARTE
Amplía tu conciencia: siete avances cuánticos

La promesa de un gran avance	117
#1 La realidad es experiencia	121
#2 El mundo es mágico y tú eres el mago	125
#3 El experimentador es eterno	130
#4 El infinito es la nueva normalidad	136
#5 El cerebro no es la mente	141
#6 El "yo" es un mal hábito	146
#7 La existencia es tu mayor gloria	151

CUARTA PARTE
La nueva ciencia de la vida: respuestas cuánticas a viejos enigmas

Una nueva mirada	163
¿El metabolismo cuántico es la clave para la enfermedad y el envejecimiento?	166
¿Y si envejecer es un error?	172
¿Por qué tu cuerpo no es perfecto?	177
Un nuevo ángulo: el paisaje adaptativo	182
La notable importancia de la zona Ricitos de Oro	186
Por qué la creación es impensable	191
Cómo escribir tus recuerdos en el aire	199
¿Quién cuida la tienda?	204
¿Y si todo está vivo?	209
"Eres lo que comes" debería ser "Eres lo que comiste"	214
Orden en el caos: por qué no eres un huracán	219
La relación más importante de tu cerebro no es contigo	224

La sabiduría del cuerpo es la sabiduría del ahora... 229
Resumen. Las lecciones más importantes 237

Epílogo. La dimensión espiritual 243

Agradecimientos 249

PREFACIO

por Deepak Chopra

Este libro celebra el giro más sorprendente que dio mi vida, el cual sucedió hace más de 30 años. Realizaba mi práctica médica en Boston con un ritmo tan ajetreado que estaba exhausto. Empecé a meditar para aliviar el constante desgaste de mi vida. Funcionó, pero tuvo un efecto secundario inesperado: me convertí en escritor. Sin experiencia como tal, pero con un entusiasmo desbordante, disfrutaba de un éxito modesto cuando, de repente, tuve una idea que me cambió la vida.

Me vino a la mente una imagen del cuerpo humano resplandeciente de luz y energía. No era una visión respetable desde una perspectiva médica. Sin embargo, en cierto nivel tenía sentido y, tras una búsqueda interior, tuve un descubrimiento. Lo que vi fue el cuerpo mecánico cuántico. Yo tenía una gran inclinación por la ciencia y sabía que todo objeto físico tiene su origen en el campo cuántico. Esto incluye el cuerpo humano. Detrás de la apariencia de la sangre que corre por nuestras venas, la flexibilidad de la piel y la misteriosa tormenta eléctrica que rompe el silencio del cerebro, somos creaciones cuánticas. Nuestra esencia comienza como ondulaciones en el campo cuántico, y eso es un hecho ineludible.

Me pareció emocionante y, como también estaba inclinado hacia el pensamiento innovador, la perspectiva de cruzar el horizonte cuántico me fascinó. Ninguno de mis colegas médicos me habría apoyado. Esto sucedió en una época en la que incluso la conexión mente-cuerpo se consideraba cuestionable. El término no se enseñaba en la facultad de medicina, donde incluso los beneficios médicos de la meditación eran un tema marginal.

El producto de mi pensamiento extraño desde una perspectiva médica fue un libro, *Curación cuántica*, que me dio el primer impulso para adquirir notoriedad. El libro fue un éxito y con su publicación llegó una mezcla de resultados positivos y negativos. Para los médicos convencionales, mi incursión en la medicina cuerpo-mente era vergonzosa, arrogante o suicida en términos profesionales. Donde me animaron fue en la comunidad espiritual y de meditación, junto con el campo de la medicina alternativa, que aún luchaba por ser aceptado.

Su lucha se convirtió en la mía. Treinta y siete años después, lo alternativo se ha vuelto centro de la conversación. La meditación, la conexión mente-cuerpo y la medicina alternativa (que se ha ampliado para convertirse en medicina integradora o complementaria) ya no son motivo de asombro. Nuevos estudios echan por tierra las creencias médicas dominantes y el futuro es prometedor.

Aun así, parecía el momento adecuado para darme una segunda oportunidad. El mundo cuántico es ajeno y extraño, y su conexión con el cuerpo humano desconcierta a la gente. Sería casi imposible encontrar a alguien calificado para escribir sobre medicina y realidad cuántica, pero, por una muy buena suerte, justo encontré a dos científicos con esas características profesionales: Jack Tuszynski, doctor en Física, y Brian Fertig, doctor en Medicina, endocrinólogo y profesor de Medicina. Juntos poseen una gran riqueza de conocimientos en un campo nuevo y apasionante: la biología cuántica. Sus trabajos de investigación abren nuevos caminos y refuerzan la ciencia que respalda la realidad del cuerpo cuántico.

Aunque se ha vuelto frecuente el uso de la expresión *de vanguardia*, sí hay implicaciones revolucionarias en la biología cuántica, porque hasta hace muy poco una barrera separaba el dominio cuántico de la escala muchísimo mayor de las células y los seres vivos que estudia la biología. Unir ambos mundos me despierta fascinación. Este libro te sitúa en la vanguardia de una revolución que promete alterar todo lo que sabemos sobre el cuerpo humano.

Hace 30 años, supe que *Curación cuántica* era solo el principio de la historia. Se ha tardado todo este tiempo en revelar muchos descubrimientos que solo se insinuaban hasta que la ciencia médica, la física y la biología se pusieron al día. Podría decirse que en *Cuerpo cuántico* estos nuevos conocimientos están recién salidos de la imprenta, aunque la ciencia procede con cautela cuando se trata de nuevos avances. El cuerpo cuántico es un recién nacido, pero mis innovadores coautores y yo estamos seguros de que llegó para quedarse.

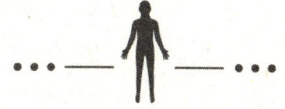

SÍNTESIS
Conoce tu cuerpo cuántico

Como el cuerpo humano, así es el cuerpo cósmico.
Como la mente humana, así es la mente cósmica.

Antiguo Upanishad

Tu cuerpo no es lo que crees que es, o, para ser más precisos, tu cuerpo *real* no es lo que crees que es, porque tu cuerpo real no se ve en el espejo. No enferma ni envejece. No cabe en el paquete de carne y huesos que ocupa unos metros cúbicos de tiempo y espacio. En los libros de medicina se habla muy poco de tu cuerpo real y cuando los estudiantes de esta ciencia aprenden anatomía al diseccionar el cuerpo físico, nunca tocan tu cuerpo real y mucho menos miran dentro de él con sus bisturís.

Tu cuerpo real es una creación cuántica. Surge del mismo campo cuántico que creó el universo, pero en tu caso el acto de creación es constante y nuevo cada segundo. Tu génesis está aquí y ahora. Esto no es nuevo para tus células. Su conexión con el dominio cuántico es indiscutible. Cada pensamiento que tienes requiere que tus neuronas intercambien señales eléctricas, y la electricidad es cuántica, ya que forma parte del campo electromagnético. Aunque no te des cuenta, eres una creación cuántica, porque cada célula, no solo las cerebrales, emite un campo eléctrico autogenerado. Si este campo se apaga, la célula muere.

Más allá de estos hechos básicos, el campo eléctrico de tu cuerpo, a veces conocido como biocampo, te conecta con algunas posibilidades espléndidas y desconocidas. Los impulsos eléctricos de tu cerebro no son aleatorios. No hay una tormenta de relámpagos microscópicos en tu cerebro, sino un proceso organizado. De alguna manera, los impulsos eléctricos del cerebro *saben lo que están haciendo.* Cuando quieres tener un pensamiento, las palabras aparecen en tu cabeza; no oyes estática ni el ruido blanco que generarían las frecuencias aleatorias. Para imaginar el misterio que se esconde detrás de esto, piensa en vivir en una casa donde la electricidad fluye por el cableado y decide hacer funcionar todos tus electrodomésticos como le da la gana.

Eso es imposible cuando se trata de electricidad doméstica, pero al leer esta frase las palabras significan algo porque el biocampo parpadea con una actividad significativa. Ahora amplía la imagen: no se trata solo de células individuales o grupos de células, ni siquiera de órganos enteros como el corazón y el cerebro, sino que todo tu cuerpo está unido por una actividad significativa. Cada célula sabe lo que debe hacer. Incluso se ha propuesto que el biocampo es en realidad un *electroma*, una totalidad como tu genoma. Tu genoma es una enciclopedia del conocimiento contenido en los 20 a 25 mil genes del cuerpo humano. Los genetistas ahondan sin cesar en la información codificada en el ADN humano, pero sería imposible acercarse de la misma manera a tu electroma. Los genes pueden verse bajo el microscopio, en tanto que los impulsos eléctricos son ondulaciones o fluctuaciones invisibles en el biocampo. Los genes son estables —los que tienes al nacer permanecen fijos toda la vida—, pero los impulsos eléctricos están en constante cambio. No hay dos segundos de tu vida que contengan el mismo mapa de actividad en tu electroma.

Este breve esbozo indica que ya posees un cuerpo cuántico en una sola dimensión. A nivel cuántico sucede algo mucho más allá que las señales eléctricas. Hay una dimensión psicológica de la realidad cuántica que debe explorarse, y una dimensión espiritual que aporta asombro y conocimiento sobre la condición humana. Estas dimensiones son hermosas, pero tendrán que esperar. Por ahora, necesitamos comprender la naturaleza básica del cuerpo cuántico. La siguiente ilustración muestra la configuración donde la realidad física existe por encima de la línea y la realidad cuántica por debajo.

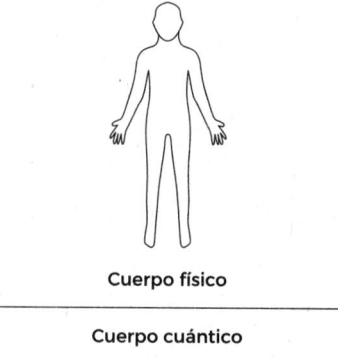

Cuerpo físico

Cuerpo cuántico

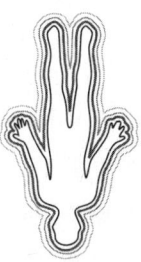

Para utilizar los términos científicos aceptados, un físico se referiría al mundo por encima de la línea como el mundo *macroscópico*, es decir, el mundo de los objetos más grandes que un átomo. El mundo cuántico está en el límite de lo físico, pero es mucho, mucho más pequeño que el mundo macroscópico. La escala es tan pequeña que es casi imposible de imaginar.

En el mundo cotidiano tu cuerpo físico tiene una forma definida, mientras que tu cuerpo cuántico es difuso: se funde en el campo cuántico, que es infinito en todas direcciones. En el nivel más fino, todos los objetos físicos, incluido tu cuerpo, se disuelven en una bruma de nubes de energía. A un nivel aún más sutil, estas nubes pierden completamente sus bordes, se disipa su forma y desaparecen como ondas invisibles en el campo cuántico.

Más allá de este acto de desaparición, lo asombroso es que la realidad cotidiana se controla desde el nivel cuántico. Tu cuerpo físico es como las hojas y ramitas de una planta enraizada bajo tierra, fuera de la vista. Si riegas las hojas y las ramitas sin prestar atención a las raíces, la planta morirá. La analogía es válida también para el cuerpo, que debe su existencia a la oleada de energía del mundo cuántico.

No te dejes intimidar por la palabra *cuántico* y su aplicación en la física moderna. Basta con que sepas una cosa: tu verdadera fuente —el origen de lo que eres— existe en el nivel más fino de la naturaleza, que es el campo cuántico. El hecho de que ocupes el tiempo y el espacio es un acontecimiento cuántico, al igual que la existencia de la materia y la energía de tu constitución física.

Llevas toda la vida navegando por el campo cuántico y este viaje es muy importante. El cuerpo que ves en el espejo no puede existir fuera del campo cuántico; tampoco tus pensamientos, sentimientos o sensaciones. *Si quieres resolver los problemas más preocupantes de tener un cuerpo humano, especialmente la enfermedad y el envejecimiento, las respuestas yacen solo en la fuente.* Lo mismo sucede con los problemas mentales y psicológicos, desde la ansiedad y la depresión hasta la enfermedad de Alzheimer. La razón de que estos misterios sigan sin resolverse se debe a una visión limitada. No hemos sabido mirar más allá de la carne y la sangre para encontrar su origen.

Expande tu visión y surgirán nuevas verdades. He aquí la primera y más importante: no puede sucederte nada, para bien o para mal, hasta que sucede a nivel cuántico. Una onda en el campo cuántico determina si sientes placer o dolor, te enamoras, sientes hostilidad, experimentas un momento revelador o tienes los mismos pensamientos rutinarios. Una célula cancerosa se vuelve maligna debido a una distorsión en su actividad genética que ocurre como un acontecimiento cuántico, antes de cualquier manifestación física de la enfermedad.

La visión expandida revela una segunda verdad sumamente íntima: tu bienestar, o la falta de él, depende por completo del campo cuántico. Parece una generalización. Si te sientes vibrante y vivo, puedes explicarlo de muchas maneras: tienes una autoestima sana; tu cuerpo está en forma y saludable; tus relaciones son amorosas y seguras. Las finanzas, el éxito en el trabajo e incluso el tiempo contribuyen a ello, pero estos elementos separados tienen la misma fuente: el campo cuántico. Y el cuerpo cuántico es tu parte de ese campo, aquella que llamas "yo" en cuerpo, mente y espíritu.

Aquí ofrecemos una perspectiva revolucionaria y en las páginas siguientes explicaremos con más detalle qué es en verdad el cuerpo cuántico y cómo convertirlo en una realidad cotidiana. Sin embargo, es urgente un nuevo modelo del cuerpo humano. El modelo existente se ha encontrado con muchos misterios sin resolver. Muy aparte de la lucha permanente contra la enfermedad y el envejecimiento, la simple mecánica del cuerpo es totalmente inexplicable. Consideremos algunos hechos básicos.

En este momento, tu cuerpo físico es como una fotografía que solo existe un instante antes de que todo lo que eres siga adelante, dejando atrás esa foto como una imagen desechada. Tu "yo" que ves en una fotografía ya no existe. Dentro de cada célula, mil procesos han cambiado en el tiempo que tardaste en leer esta frase. En el mismo instante, tu cerebro se disparó en patrones impredecibles entretejidos dentro de sus mil billones de conexiones. Miles de millones de moléculas de oxígeno entraron en tu torrente sanguíneo y miles de millones de moléculas de dióxido de carbono salieron de él. El simple hecho de que elimines 20 millones de células de la piel al día indica la naturaleza transitoria de la vida.

El modelo actual del cuerpo humano se ve desbordado por esta desconcertante complejidad. En todos los niveles —físico, mental, emocional y más allá—, el cambio constante sigue avanzando y 99.999% de este cambio se produce de forma automática. O te beneficias del cambio o te perjudica.

Este es el punto crucial del bienestar. Suceden tantas cosas de forma automática que tratar de impulsarlas en una dirección positiva parece imposible, como intentar recoger gota a gota el agua de un chubasco. Incluso con todos los avances médicos que giran en torno al genoma humano, el movimiento del bienestar sigue estancado en el viejo modelo. El bienestar de por vida se ha topado con serios obstáculos, entre ellos los siguientes:

- Por muy buena que sea tu dieta, no tienes ningún control sobre lo que sucede con los alimentos una vez que entran en tu tracto digestivo.
- Por muy positivos que sean tus pensamientos, no tienes ningún control sobre cómo interactúan con toda una vida de recuerdos almacenados, que son las reliquias de tus pensamientos pasados.
- Por muy perfecta que sea tu comprensión del cerebro humano, no puedes predecir el próximo deseo, anhelo, miedo, intuición o recuerdo. Una vez que surge cualquiera de estos impulsos, ya se ha desvanecido antes de que aparezca el siguiente.

Esto es apenas un esbozo de por qué hay que revolucionar nuestra visión del bienestar. Piensa en todo lo demás que la medicina moderna dice que no puedes controlar: tu respuesta inmunitaria, la actividad de tus genes, la capacidad de tus células para eliminar toxinas, los microorganismos que habitan en el interior de tu tracto digestivo. Cada una de estas áreas encierra una docena de misterios, pero el verdadero misterio es cómo logramos existir como seres humanos funcionales.

Ese es el misterio que este libro pretende resolver. *La esencia de lo que eres, ese 99.999% fuera de tu control consciente, está totalmente bajo control en el nivel cuántico. Tu cuerpo cuántico contiene los interruptores maestros de todas las funciones de tu interior.* Aquí es donde puedes encontrar tu verdadero yo. Tu verdadero yo abarca el cuerpo y la mente como un todo. No tiene una ubicación fija: ninguna región del cerebro crea el yo. Para ser tu verdadero yo es necesario que toda la corriente de la vida fluya a través de ti.

Así como el campo cuántico es infinito, también lo es tu cuerpo cuántico. Esto parece inconcebible si solo te identificas con tu cuerpo físico y sus muchas limitaciones, pero la verdad surge si cambias tu atención a la información. Todo lo que existe puede reducirse a información, como los ceros y unos digitales del sistema operativo de una computadora. Tu torrente sanguíneo transporta miles de millones de bits de información a cada célula, lo cual es impresionante pero no infinito.

Nos acercamos a lo infinito con el sistema inmunitario. Cuando un glóbulo blanco se topa con bacterias o virus invasores, lo que realmente sucede es que la información se enfrenta a la información. Si el glóbulo blanco detecta que la información genética del invasor coincide con una amenaza conocida, el invasor es destruido. El sistema inmunitario almacena el conocimiento de quién es amigo o enemigo, remontándose hasta su línea ancestral e incluso antes, hasta el surgimiento de los homínidos y la aparición de los mamíferos. En términos de información, una sola célula encapsula de forma invisible cada respuesta inmunitaria ocurrida durante millones de años.

La información es invisible, pero, al igual que la materia y la energía, no puede destruirse, solo distorsionarse. Si tienes alergia primaveral o al polen, tu sistema inmunitario está malinterpretando un polen completamente inocuo. "Soy inofensivo" se interpreta como "soy un peligro" y, basándose en un mensaje erróneo, la respuesta alérgica se dispara. Una serie de defensas (como la respuesta histamínica que desencadena la secreción nasal, los ojos rojos, la congestión y la falta de energía) te hace sufrir. La realidad es que estos síntomas físicos se basan en información invisible. Pero ¿dónde se torcieron las cosas?

Podemos responder a esta pregunta al saber solo una cosa: la información es perfecta a nivel cuántico. Antes de invadir tu cuerpo, una partícula de polvo o polen es un conjunto de sustancias químicas codificadas con información, ninguna de las cuales es nociva en sí misma, como tampoco lo son el hidrógeno y el oxígeno de una gota de agua.

La información inofensiva se distorsiona en algún punto del siguiente camino.

Cuerpo cuántico ➡ ? ➡ Cuerpo físico

El signo de interrogación representa un profundo misterio. De alguna manera, en algún lugar, la información que empieza siendo perfectamente inofensiva toma un rumbo equivocado. ¿Por qué? Por un fallo de inteligencia. La razón por la cual al sistema inmunitario se le suele llamar "cerebro flotante" es que cada glóbulo blanco contiene una enorme inteligencia. Sabe lo que tiene que hacer. Por lo tanto, si hace algo mal —que estornudes todo el día por alergia al polen o que un niño alérgico a los cacahuates sufra un choque anafiláctico potencialmente mortal—, se trata de un fallo de inteligencia. No hay diferencia entre que una célula inmunitaria confunda la identidad de una partícula de polvo y que tú confundas el rostro de alguien que conoces con la cara de un completo desconocido entre la multitud.

Tu cuerpo cuántico es el eje central de todos los procesos que requieren inteligencia, igual que una central eléctrica es el eje central de todo lo que requiere electricidad. La perspectiva de que la red eléctrica se caiga por un fallo técnico o un sabotaje es mucho más terrible que la perspectiva de que se queme un tostador o un foco. Del mismo modo, la perspectiva de que tu cuerpo cuántico te falle es mucho más grave que cualquier síntoma de enfermedad y envejecimiento.

Hemos llegado a las dos conclusiones más poderosas que impulsan este libro.

1. El bienestar se debilita siempre que falla la inteligencia.
2. El bienestar se refuerza cuando la inteligencia fluye con naturalidad.

Cuando desgranemos estas dos ideas en las páginas siguientes, podrás revolucionar tu estado de bienestar desde la fuente.

Por fortuna, tu cuerpo cuántico sabe cómo cuidar de ti y no puede perder ni un ápice de su inteligencia. La enfermedad y el envejecimiento surgen más adelante. Cuando alguien sucumbe a un infarto o a un cáncer, la inteligencia ha fallado en un sistema (el sistema cardiovascular, en el caso de un infarto) o en una sola célula (la célula maligna a partir de la cual se desarrolla el cáncer). En comparación, se trata de la fracción más pequeña de la inteligencia que mantiene vivas todas las células.

Ahora te enfrentas a una perspectiva emocionante. *En lugar de estar ansioso por las células, tejidos, órganos y sistemas, que no están bajo tu control, puedes vivir desde la fuente donde todos los controles son supervisados por tu cuerpo cuántico. Ahí toda la información es perfecta, el flujo de inteligencia nunca se equivoca ni se distorsiona y las posibilidades creativas para el futuro son ilimitadas. Vivir desde tu fuente revela que el infinito es personal y está a tu alcance.*

Vivir esta nueva realidad requiere un conjunto de habilidades que te enseñaremos a dominar. Borraremos el signo de interrogación que mantiene el cuerpo cuántico como un misterio. Por su propia naturaleza, el flujo de inteligencia debería ser ininterrumpido. Las distorsiones locales se pueden arreglar, pero esto solo es posible al nivel de las soluciones, no al nivel del problema.

Ten la seguridad de que todos los aspectos del bienestar están controlados por el cuerpo cuántico. Tu verdadero yo te espera ahí, guardando secretos más allá del alcance de la imaginación.

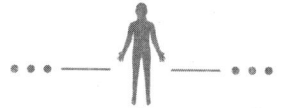

PRIMERA PARTE

Bienestar para toda la vida

CÓMO SE ESTANCÓ EL BIENESTAR

Todos vivimos una paradoja que debemos desentrañar. A nivel del cuerpo cuántico, la existencia es perfecta. Un flujo de inteligencia creativa lo organiza todo sin cometer errores. No hay envejecimiento, enfermedad ni muerte. El campo cuántico ondula con una energía vibrante que es inagotable. La paradoja surge cuando se desplaza la mirada al mundo cotidiano, plagado de imperfecciones. Todos envejecemos, enfermamos y morimos. El ADN que controla todos los procesos vitales comete errores. La gente vive con problemas para los que no encuentra soluciones creativas o inteligentes.

La solución a esta paradoja ha eludido al ser humano durante milenios, pero la conciencia sigue evolucionando y, conforme lo hace, han aparecido soluciones parciales. El bienestar implica soluciones creativas en más de una dimensión de la vida.

> *El bienestar físico* existe si eres capaz de vivir una larga vida con buena salud.
>
> *El bienestar mental* existe si mantienes un pensamiento claro y agudo.
>
> *El bienestar psicológico* existe si eres feliz y uno de sus principales componentes es no padecer ansiedad ni depresión.

El *bienestar espiritual* existe si tu vida tiene un propósito y un significado más elevados.

Hay especialistas en todas estas áreas (médicos, psicoterapeutas, *coaches* de vida, ministros, sacerdotes y rabinos), y ninguno de ellos estudió física. La revolución cuántica no ha llegado al complejo tema del bienestar. Un físico tiene derecho a decir que ese no es su trabajo, pero la cuestión más importante es que no se ha establecido la conexión entre el campo cuántico y la vida cotidiana.

En el capítulo anterior hicimos la conexión a un nivel intelectual, ya que nuestro objetivo era deshacernos del signo de interrogación en un diagrama sencillo.

Cuerpo cuántico ➡ ? ➡ Cuerpo físico

Ahora ya sabes que la inteligencia creativa elimina el signo de interrogación. La conexión entre el cuerpo cuántico y el cuerpo físico es un flujo de inteligencia creativa que sustenta todo lo existente. Lo cuántico no habita un mundo microscópico apartado por completo de la vida cotidiana. El campo cuántico está en la base del mundo. Con esta gran idea en mente, tenemos que borrar otro signo de interrogación.

Perfección ➡ ? ➡ Imperfección

Si el mundo cuántico funciona perfectamente a nivel de quarks, electrones, átomos y moléculas, ¿qué sucedió para que se crearan las imperfecciones de la existencia cotidiana? Podemos dividir la pregunta en las principales partes del bienestar.

Bienestar físico

El punto de referencia del bienestar físico es la duración de la vida. Durante siglos este fue un tema sombrío (una famosa cita del filósofo inglés Thomas Hobbes sostenía que la vida en estado natural era "desagradable, brutal y corta"). La duración de la vida moderna ha mejorado mucho en la naturaleza. Según la Oficina del Censo de Estados Unidos, en 1960 el hombre estadounidense promedio podía esperar vivir 66.6 años; en 2015 esta cifra aumentó a 77 años. En el caso de las mujeres, el salto fue de 73.1 a 81.7 años.

La pandemia de covid-19 invirtió esta tendencia, reduciendo la esperanza promedio de vida de 79 a 77-78 años, pero la esperanza de vida como cifra bruta no es tan útil. Durante la pandemia, la esperanza de vida de los estadounidenses, es decir, el periodo de vida en el que gozan de buena salud sin enfermedades crónicas ni discapacidades, siguió aumentando. En 2019, la esperanza de vida promedio aumentó hasta los 66 años. Sin embargo, desde otro punto de vista, es una cifra muy desalentadora. Implica que una persona tendrá que soportar más de una década de enfermedad crónica o discapacidad antes de morir.

De hecho, la salud se enfrenta a todo tipo de obstáculos. El mayor es la brecha entre los estadounidenses blancos, educados y acomodados, y aquellos que no tienen estas ventajas. Irónicamente, después viene la medicina moderna, que puede mantener vivos a los enfermos crónicos más tiempo que nunca. Un ejemplo dramático es la probabilidad de morir por un accidente cerebrovascular (ACV). Entre 1975 y 2019, las muertes por esa causa en Estados Unidos se redujeron drásticamente. En el caso de las mujeres, las 88 muertes por ACV por cada 100 000 se redujeron a 31; en el de los hombres, el descenso fue de 112 a 39.

Por desgracia, mantenerte con vida tras sufrir un ACV no significa que tu estado de salud haya mejorado. Solo 10% de las personas se recupera por completo (casi siempre de un ACV leve). Con un tratamiento de rehabilitación adecuado, las mejoras aparecerán en más pacientes que antes. Alrededor de 25% solo tiene deficiencias leves y 40% tiene deficiencias moderadas que requieren cuidados especiales, que pueden ser caros y difíciles tanto para los pacientes como para sus cuidadores.

Se teoriza que es factible que la esperanza de vida llegue a los 95 años y ahora mismo los ancianos son el sector de la población que crece más rápido. Esto da lugar a una terrible visión de una población de ancianos discapacitados y con demencia. Ya son muchas las familias que se encuentran cuidando a sus enfermos de alzhéimer que no tienen a dónde ir. Un estudio calcula que cuidar a un enfermo de demencia reduce la esperanza de vida del cuidador entre cinco y ocho años.

Para decirlo en pocas palabras, la brecha entre la duración de la vida y la duración de la salud es enorme. El bienestar físico ha encontrado un callejón sin salida. Estamos atrapados en una lotería de la esperanza de vida que determina, de forma aleatoria e impredecible, quién envejecerá sano.

Bienestar mental

El estado normal de bienestar mental es una mente clara que piensa con agudeza. Al envejecer, la gente teme a dos grandes enemigos: la pérdida de memoria y la demencia. Este es un caso en el que el miedo supera la realidad. Después de los 65 años, alrededor de 40% de los estadounidenses experimenta alguna pérdida de memoria que suele ser lo bastante leve como para que la vida cotidiana transcurra con normalidad. Investigaciones más optimistas sostienen que 80% de los ancianos no ha sufrido una pérdida de memoria significativa.

Las tasas de demencia están disminuyendo de forma marginal. La buena noticia es que las tasas son mucho más bajas de lo que podría deducirse de los medios de comunicación populares. La Organización Mundial de la Salud calcula que solo entre 5 y 8% de las personas mayores de 65 años vive con demencia, y casi tres cuartas partes de ellas tienen más de 75 años. Las estimaciones estadounidenses parecen ser peores, pero es probable que estas cifras se deban a una mejor medición. Alrededor de 10% de los estadounidenses mayores de 65 años vive con alzhéimer.

Bienestar psicológico

La percepción de que vivimos tiempos difíciles no es errónea. La Organización Gallup, que ha realizado encuestas en todo el mundo sobre el grado de felicidad de la gente, descubrió en 2022 que había más infelicidad, preocupación, insatisfacción y problemas mentales que nunca antes en sus investigaciones. El periodo de encierro de la pandemia aumentó considerablemente el estrés de todo el mundo. Uno de los resultados fue el aumento de los divorcios y la violencia doméstica. También aumentaron la depresión y la ansiedad, pero el ascenso y descenso de esas cifras es engañoso.

Tanto en los mejores tiempos como en los peores, la depresión y la ansiedad ya están a niveles epidémicos. No existe cura para ninguno de los dos trastornos, en especial en los casos crónicos (los episodios leves de depresión tienden a mejorar por sí solos). El único recurso, cuando se trata de opciones terapéuticas convencionales, es recetar fármacos que alivien los síntomas. La psicoterapia puede producir mejoras duraderas, pero es demasiado larga y cara, excepto para los más privilegiados. Literalmente, se invierten miles de millones de dólares en un problema que no tiene solución, solo para decir que se está haciendo algo al respecto. En los casos de depresión leve o moderada, por ejemplo, los principales antidepresivos no logran mejores resultados que los placebos.

La psicología es compleja y se pueden lanzar estadísticas que no ayudan a la situación. Casi uno de cada cinco adultos estadounidenses padece una enfermedad mental, pero, según otras estimaciones, más del doble de esa cifra tiene algún tipo de problema psicológico y debería buscar ayuda. La comunidad psicoterapéutica afirma que 75% de las personas que acuden a terapia obtiene algún beneficio, pero un estudio tristemente célebre demostró que las personas que están en lista de espera para ver a un psiquiatra mejoran más que cuando realmente ven a uno.

Incluso el estándar de la felicidad normal está en duda. El estudio de la psicología humana siguió durante mucho tiempo un modelo médico; es decir, se centraba en la enfermedad y en cómo aliviarla. Solo en las últimas décadas ha surgido el campo de la psicología positiva, que estudia cómo optimizar la felicidad. Sin embargo, no hay consenso, salvo quizá el acuerdo sombrío de que la felicidad es difícil de alcanzar y que, una vez que se consigue, es temporal.

A la gente se le da muy mal predecir lo que la hará feliz en el futuro. "Si tuviera X" no es fiable, ya sea un bebé, más dinero, un mejor trabajo o la pareja perfecta. Incluso cuando se obtienen estos objetos de deseo, las personas no experimentan el aumento de felicidad que esperaban, y a veces ni siquiera la experimentan. Ser padre de un recién nacido es una de las experiencias más estresantes de la vida durante el primer año. Un tercio de los ganadores de la lotería acaban declarándose en quiebra y 70% queda en bancarrota. La carga de ganar una enorme fortuna inesperada a menudo conduce a una enfermedad diagnosticable conocida como síndrome de la riqueza repentina. Sus síntomas incluyen depresión, paranoia, aislamiento social, incertidumbre y conmoción. En el peor de los casos, la persona sufre una crisis de identidad. La respuesta a la pregunta "¿Quién soy?" es un choque para tu sistema cuando de repente te vuelves rico.

En resumen, la felicidad es un misterio milenario que la vida moderna no ha resuelto y que el estrés moderno ha empeorado.

La realidad no es tan mala como la pintan

Es bueno ser realista y, siendo realistas, la paradoja del bienestar no se está resolviendo. Los medios actuales para lograrlo apenas lo aumentan, a pesar de los avances médicos y los regalos de la tecnología moderna. Nadie se volvió más feliz de forma significativa al comprar el último iPhone o una megapantalla de televisión. Las viejas estrategias que apenas funcionaron en el pasado —enriquecerse, ganar prestigio social, casarse, alcanzar una posición de poder— tuvieron un éxito limitado en el pasado. Repetir el mismo comportamiento en el futuro no mejorará sus resultados.

El modelo cuántico ofrece una solución porque se basa en la realidad "real", no en nuestros deseos y falsas esperanzas. El dominio cuántico es lo que da realidad a este mundo. Uno de los dichos más importantes del *Bhagavad-gita* es una declaración del Señor Krishna: "Yo soy el campo y el conocedor del campo". Estas palabras se pronuncian en vísperas de una feroz batalla con los guerreros en carrozas alineados en ambos bandos. Cuando amanezca, el campo de batalla será todo su mundo.

Pero el Señor Krishna convierte el campo de batalla en el campo de la vida cuando dice: "Yo soy el campo". Quiere decir que la esencia divina que hay en cada uno es la totalidad de la vida y que lo sabe todo. En un notable paralelismo, lo mismo puede decirse del campo cuántico. Si miramos con la suficiente profundidad, descubrimos que somos el campo cuántico y que ahí todo se conoce. En este libro evitamos por completo el misticismo, pero un famoso teólogo medieval tuvo una revelación hace 900 años en Alemania. Johannes Eckhart, que nació alrededor de 1260 en la región feudal de Turingia, se convirtió en el místico conocido como Meister Eckhart.

Una de sus frases podría haber sido pronunciada por alguien que viviera en una realidad cuántica. "Dios está creando el universo entero, plena y totalmente, en este presente ahora. Todo lo que Dios crea, lo crea ahora a la vez". Traducidas desde una perspectiva religiosa, estas palabras no son místicas. Describen lo que el campo cuántico está haciendo: crear cada experiencia ahora y todo a la vez. Los detalles más pequeños se ajustan al panorama general. Es otra forma de ver el bienestar. ¿Y si la respuesta está aquí y ahora, todo a la vez?

Creemos que sí. Conectar con la realidad cuántica te aleja del nivel del problema y te lleva al nivel de la solución. El estado perfecto del cuerpo cuántico debería ser el punto de partida de todos. De lo contrario, seguiremos vagando sin descanso de un problema a otro. Una pandemia remite, pero surge una guerra. Vuelve el crecimiento económico, pero la inflación aumenta sin control. Uno puede estar toda la vida obsesionado con las malas noticias.

Se necesita un mejor camino, una vía de escape. Meister Eckhart ofreció una pista cuando afirmó que "Dios está más cerca de mí que yo de mí mismo". La fuente primigenia está más cerca de nosotros que el yo con el que nos identificamos. Acércate a la fuente y el verdadero yo estará ahí, ofreciéndote por primera vez la posibilidad de un bienestar permanente.

LA SOLUCIÓN CUÁNTICA

Si adoptas una perspectiva cuántica, todo el problema del bienestar es que permanece estancado en el nivel del problema. Uno de los principios fundamentales que hemos desvelado es que el campo cuántico no envejece ni enferma. Funciona a través del flujo de inteligencia creativa y, a menos que el flujo se bloquee o distorsione de alguna manera, la vida siempre está evolucionando. En términos personales, eso significa que tus elecciones apoyarán tu evolución en cuerpo, mente y psicología. (También hay que incluir el espíritu, que se abordará en el epílogo de Deepak).

En el plano de la solución, las cosas son muy distintas. No nos enfrentamos a los *resultados* de los errores, sino a su *causa*. Al llegar a la causa, puedes hacer las preguntas adecuadas y tomar las medidas correctivas necesarias antes de que aparezcan los síntomas. En primer lugar, se necesita el apoyo del cuerpo cuántico. Más adelante, este apoyo se convierte en el funcionamiento saludable de células, tejidos y órganos. Cuanto más te acerques a la fuente, más poderosas serán tus acciones.

En cualquier aspecto del bienestar, la inteligencia creativa es el único factor que se aplica a todos los ámbitos. Tomemos un tema crítico que debería preocupar a todo el mundo: la sobrecarga del sistema nervioso.

El ritmo frenético y el estrés crónico de la vida moderna han sobrecargado al sistema nervioso central, sobre todo al sistema nervioso involuntario o autónomo, que es el responsable de todos los procesos, desde los latidos del corazón hasta la respiración y la digestión, y que funcionan con independencia de tus acciones conscientes. Sin embargo, como no estamos diseñados para ser robots, todo el mundo se inmiscuye con intervenciones que afectan al sistema nervioso involuntario. En ese momento, cuando hacemos algo de manera consciente, entra en acción el otro lado, el sistema nervioso voluntario. La inteligencia creativa gobierna ambos.

En la vida de innumerables personas suceden demasiadas cosas muy deprisa. Las respuestas automáticas heredadas de nuestros antepasados prehistóricos están perjudicando en lugar de ayudar. Los ajustes por defecto del cerebro que deberían devolver al cuerpo a un estado normal de equilibrio han demostrado ser ineficaces. En conjunto, estas distorsiones del funcionamiento normal han conducido a una sobrecarga colectiva del sistema nervioso central.

Para saber a qué atenerse, he aquí las causas típicas de esta sobrecarga. La lista no sigue ningún orden concreto, ya que el estilo de vida de cada persona tiene un perfil diferente.

¿Por qué te sobrecargas?

- Exceso de trabajo
- Presiones en el trabajo
- Llevarte trabajo a casa
- Ansiedad y depresión
- Falta de tiempo de descanso durante el día
- Falta de sueño de calidad
- Falta de ejercicio

- Distracciones constantes (mensajes de texto, videojuegos, noticias a todas horas)
- Tensiones en tus relaciones familiares y personales
- Dieta de mala calidad, comer en exceso
- Trauma grave
- Enfermedad física
- Ruido excesivo

Todas estas causas, que pueden ser físicas, mentales o psicológicas, son típicas de la sociedad moderna en todas partes. Rara sería la persona que no reconociera varias formas, si no es que muchas, en las que su sistema nervioso se sobrecarga. Esto no ocurre de golpe. Hemos aprendido a aceptar como normal un nivel diario de estrés, velocidad, ruido, distracción y presión que nuestro cuerpo está mal equipado para manejar.

Filtradas a través de la inteligencia creativa, cada una de estas causas perjudiciales debilita la conexión con nuestra fuente y las distorsiones comienzan a surgir. Lo que el cuerpo desea cuando se produce cualquier distorsión es volver a su estado normal de equilibrio u homeostasis. A diferencia de una báscula, que regresa al cero en cuanto te bajas de ella, tu cuerpo utiliza el equilibrio dinámico. Se adapta a lo que estés haciendo. Si corres un maratón, trotas por el parque o paseas en centros comerciales, tu cuerpo nota la diferencia y se adapta en consecuencia. La inteligencia creativa sabe volver al estado de homeostasis incluso después de la actividad más extrema.

No hacen falta patrones prolongados y repetidos de desequilibrio para alterar gravemente la homeostasis. En un estudio clásico sobre atletas universitarios, realizado en la década de 1930, los sujetos permanecieron en cama sin levantarse durante dos semanas. En ese corto periodo no perdieron dos semanas de fuerza muscular, sino dos *años*. La causa de este drástico desgaste se conoce en términos médicos como "atrofia por desuso" o, en lenguaje coloquial, si no lo usas, lo pierdes. Repetido con la tecnología médica moderna, un estudio realizado en 2016 en hombres adultos jóvenes los hizo descansar en cama durante solo una semana, al final de la cual se produjo una pérdida de peso corporal magro (muscular) de hasta un kilo con 300 gramos, junto con una disminución de hasta 30% de la sensibilidad a la insulina (la sensibilidad a la insulina y la resistencia a la insulina son factores cruciales en los niveles de azúcar en la sangre relacionados con la diabetes y la obesidad, entre otros trastornos).

Es sorprendente que la inactividad dañe al organismo con tanta rapidez, pero en la vida moderna nuestro prolongado estilo de vida sedentario causa los efectos más perjudiciales. La inactividad prolongada es un factor de riesgo de enfermedades coronarias, hipertensión y cardiopatías. En términos estadísticos, acorta la esperanza de vida, mientras que permanecer sentado durante largos periodos provoca cambios estructurales en los vasos sanguíneos de las extremidades inferiores.

Del mismo modo, el cuerpo responde con rapidez a los pequeños cambios que lo ayudan a recuperar el equilibrio. El simple hecho de que los pacientes que están en una cama de hospital se levanten durante un minuto aquí y allá a lo largo del día o, si pueden, caminen, evita los cambios perjudiciales de estar acostado sin interrupción. El cuerpo es tan sensible a la gravedad que responde al hecho de estar erguido, incluso en ausencia de actividad real. La gravedad es una fuerza que opera a nivel cuántico, aunque todavía no se ha integrado con éxito en la mecánica cuántica.

El sedentarismo total también tiene efectos metabólicos. Por muy beneficioso que sea el ejercicio regular, el mayor avance no se produce cuando decides empezar a correr o trotar, sino cuando decides levantarte del sofá. De hecho, estar erguido y moverte es una solución cuántica. El metabolismo de los huesos y los músculos requiere que estemos alineados con la gravedad, pero hay otros procesos cuánticos en marcha que se están descubriendo justo ahora.

¿Por qué una solución cuántica?

La sobrecarga del sistema nervioso no es un trastorno clínico. No existen fármacos para tratarla; aunque los antidepresivos y tranquilizantes pueden aliviar algunos síntomas mentales y los somníferos pueden aliviar el insomnio, en ninguno de los dos casos está garantizada la mejoría. Lo que es mucho más importante desde una perspectiva cuántica es que el síndrome lo abarca todo. Habría que cambiar una amplia gama de comportamientos y condiciones de estilo de vida para resolver realmente el problema.

No es posible hacer todo bien todo el tiempo en tantos aspectos de la vida. Abordar la sobrecarga del sistema nervioso de un elemento a la vez puede conducir al éxito en el área que se está abordando —podrías perder peso y dejar de llevarte el trabajo a casa, por ejemplo—, pero los cambios parciales no son holísticos.

Lo que un enfoque cuántico añade a este panorama son dos ideas fundamentales. En primer lugar, la sobrecarga del sistema nervioso comienza a nivel cuántico, mucho antes de que aparezcan los síntomas diagnosticables. En segundo lugar, las pequeñas áreas de malestar, incluso cuando se limitan a unas pocas células, tienen efectos extremos en los tejidos y órganos circundantes. Algo muy pequeño puede acabar dañando todo el organismo si no se controla.

Esperaremos a la sección científica de este libro (cuarta parte) para describir el metabolismo cuántico y las raíces cuánticas de dos grandes culpables de la decadencia del bienestar: el estrés y la inflamación. Ambos apuntan a la necesidad de soluciones cuánticas que abarquen toda la vida. He aquí un breve esbozo del porqué.

Hace más de medio siglo que disponemos de información científica sobre el estrés, pero solo recientemente se ha demostrado que el mayor daño no lo produce el estrés agudo (una amenaza repentina para tu seguridad física), sino el estrés cotidiano, de bajo nivel, que todo el mundo daba por sentado. Un experimento clásico con ratones de laboratorio tiene serias implicaciones para los humanos. Los ratones recibieron descargas eléctricas leves a intervalos aleatorios. Las descargas eran inofensivas en sí mismas, pero no lo era el estrés derivado de no poder escapar de ellas. En muy poco tiempo, los ratones mostraron signos de estrés grave y envejecimiento acelerado. El estrés prolongado de bajo nivel tampoco es inofensivo para nosotros si no podemos escapar de él.

Lo mismo sucede con la inflamación. La inflamación aguda (de una herida que sangra, un hueso roto o una quemadura) no es tan peligrosa como la inflamación cotidiana de bajo nivel, que suele afectar a los microbios intestinales que contribuyen al proceso digestivo (conocidos en forma colectiva como "microbioma"). Términos como *intestino permeable* han surgido para describir lo que sucede cuando los subproductos tóxicos del microbioma entran en el torrente sanguíneo, desencadenando marcadores inflamatorios en otras partes del cuerpo. Una inflamación no detectada puede actuar como la chispa que incendia un bosque.

Con estos antecedentes en mente, nada podría ser más urgente que la necesidad de una solución cuántica. En el capítulo siguiente ofrecemos tres técnicas que son cuánticas porque contienen la clave de una solución que se aplica a todo lo expuesto en este capítulo: restablecer el flujo de la inteligencia creativa.

PRÁCTICAS SIN ESFUERZO: RESPIRAR, SENTIR, VER

Cada paso que des para restablecer el flujo de inteligencia creativa aumentará tu bienestar y los pasos más eficaces están mucho más cerca de lo que crees. Tienen que ver con los procesos más naturales que conectan mente y cuerpo. Cuando señalamos que 99.99% de las funciones corporales están fuera de tu control, podríamos expresarlo de otra manera: hoy hay que preocuparse por 99.99% de las funciones corporales, ya que suceden fuera de nuestro alcance, a nivel celular.

Pero no solo ahí. Algunos procesos simplemente se pasan por alto y resulta que tres de ellos —respirar, sentir y ver— son fundamentales. Lo que tienen en común es que puedes dejar que funcionen automáticamente o asumir el control sobre ellos. (En términos que se enseñan en clase de fisiología, están controlados por el sistema nervioso parasimpático, donde *parasimpático* significa "semivoluntario"). En este momento, el doble control de la respiración, la sensación y la visión podría estar teniendo un profundo efecto en ti. Tomemos como primer ejemplo la respiración, que conduce a una práctica casi espontánea para mejorar tu bienestar.

Respiración con todo el cuerpo

Cualquier síntoma de angustia, ya sea física o mental, se reflejará en tu respiración. La respiración es un barómetro sensible. La respiración agitada y entrecortada es típica de la respuesta de lucha o huida, que es una herencia primitiva de un pasado lejano. Pero la respiración también cambia durante la depresión, los ataques de pánico, el estrés continuado, los sobresaltos repentinos, la excitación sexual y muchos otros estados más sutiles, como estar "en la zona". Cuando todo parece ir bien, la respiración será lenta, superficial y, a veces, casi imperceptible si la zona es lo bastante profunda.

La respiración ideal, también conocida como respiración yóguica, es muy lenta y relajada. Está relacionada con la relajación general. El cuerpo utiliza el oxígeno con mucha eficiencia (necesita menos respiraciones); la mente está relajada, experimenta menos pensamientos y el "ruido" de pensamientos inquietos y sin sentido es mínimo. Cuando la respiración yóguica se lleva a su máxima expresión, es posible sobrevivir en una caja sellada, enterrada durante varios días. El metabolismo es tan bajo en esas condiciones que el cuerpo se encuentra en un estado de animación suspendida.

La respiración agitada es rápida y superficial. Apenas alcanza para cubrir las demandas metabólicas del cuerpo. La causa puede ser médica, debida a una función pulmonar que está dañada o enferma. Lo más frecuente es que se deba a algún tipo de estrés, ya sea interno o externo.

La respiración curativa es diferente de cualquiera de estos estados. Es reparadora, ya que permite al cuerpo volver a la respiración normal desde un estado distorsionado. En este caso, el sanador es la propia inteligencia creativa del cuerpo, pero cuando está alterada tú te conviertes en el sanador al tomar la decisión de mejorar tu respiración.

Hagamos una pausa para investigar qué tan avanzada es en realidad la respiración humana: ninguna otra criatura puede sanar de manera consciente su respiración. Si no prestas atención a tu respiración, esta te mantiene vivo sin que te des cuenta. Que puedas ignorar tu respiración es producto de miles de millones de años de evolución. Todos los seres vivos necesitan oxígeno y en el útero pasaste por las primeras etapas evolutivas de la vida. Cuando no eras más que una única célula fecundada, el oxígeno se absorbía a través de la membrana celular, del mismo modo que lo hacían las amebas y las algas verdeazules en un estanque en las etapas primigenias de la vida. Antes de que un embrión desarrolle pulmones, tiene branquias, igual que un pez. Al nacer, inhalaste por primera vez en la atmósfera brutal de la Tierra, lo mismo que aprendieron a hacer los anfibios cuando emergieron de los mares primigenios.

Toda esta línea de desarrollo se inventó gracias a la inteligencia creativa, que recuerda cada paso del camino. No obstante, el viaje no terminó con los mamíferos, ni siquiera con los mamíferos superiores como nuestros antepasados primates. El ADN de un gorila de montaña en las brumas de las tierras altas de Uganda es idéntico en 98% al ADN humano (investigaciones recientes indican que los chimpancés están un poco más cerca, con 99%). Esto indica una complejidad biológica similar a la del cuerpo humano, pero los primates superiores están atrapados en el piloto automático en muchos aspectos en los que nosotros no lo estamos.

Uno de ellos es la respiración. Decida lo que decida hacer un gorila —caminar, dormir, comer, aparearse—, su respiración se ajustará a esa acción. El mismo mecanismo que restablece la homeostasis está presente en todos los mamíferos, pero nuestros antepasados homínidos recibieron un regalo evolutivo único. Podemos respirar como queramos, incluyendo la amenaza de un niño de dos años de contener la respiración hasta ponerse azul. Sentado en tu silla en este momento, puedes suspirar, jadear, hiperventilar, cronometrar tus respiraciones o aguantar la respiración. (El récord mundial de aguantar la respiración de manera voluntaria es de 24 minutos y 37.3 segundos, establecido por un hombre en Croacia en 2021).

Entonces los humanos dimos un paso evolutivo que rompió la barrera física. Descubrimos la conexión mente-cuerpo en la respiración y esto abrió el camino a las técnicas avanzadas de respiración del Yoga (recogidas en una amplia área de conocimiento llamada *Pranayama*). La ciencia médica moderna ha tardado mucho tiempo en ponerse a la altura de la respiración yóguica. El avance se produjo a través de un lugar poco probable, el nervio vago, uno de los 10 nervios craneales que se ramifican desde el cerebro y que son las autopistas que transportan información hacia y desde el resto del cuerpo.

El nervio vago resultó ser el portal de la respiración curativa, como se explica a continuación.

Práctica 1: respiración vagal

Hace aproximadamente una década se produjo una gran sorpresa cuando se descubrió que una sencilla técnica respiratoria, conocida como respiración vagal, es una de las formas más eficaces de aliviar y revertir la respuesta al estrés. El alivio se produce en cuestión de minutos y beneficia a la gran mayoría de las personas que la prueban.

El método es bastante sencillo: la clave está en exhalar más despacio de lo que se inhala.

- Siéntate erguido con la atención puesta en las costillas inferiores y el vientre.
- Inspira con tranquilidad por la nariz hasta que sientas el vientre lleno.
- Cuenta hasta cuatro.
- Exhala lentamente por la nariz hasta que sientas el vientre vacío y relajado.
- Repítelo durante cinco minutos, asegurándote de respirar de una manera que te sea cómoda sin forzar la respiración.

(Una variante sencilla es inhalar por la nariz y exhalar por la boca).

La respiración vagal detonó una nueva e importante área de investigación conocida como "teoría polivagal", que promete una amplia gama de beneficios. Todos estos descubrimientos se basan en la naturaleza del nervio vago, que es como un vagabundo que se abre camino hacia muchas partes del tórax, incluidos el corazón, los pulmones y el aparato digestivo. Las funciones que controla permanecen por debajo de la conciencia normal. La respiración vagal estimula todas las zonas a las que llega el nervio vago. Podemos empezar por el corazón.

El tipo de respiración irregular y entrecortada que se produce en situaciones de estrés está directamente relacionado con los latidos rápidos e intermitentes del corazón, que también son típicos de la respuesta al estrés. Si tienes lo primero, es muy probable que tengas lo segundo. Esto es muy importante si quieres protegerte del estrés, sobre todo del estrés crónico de bajo nivel que es común en la vida moderna. El efecto inmediato de la respiración vagal en tu corazón es llevarlo de un ritmo estresado hacia un ritmo más flexible y variado, que es el signo de un latido sano. En terminología médica, se restablece la variabilidad de la frecuencia cardiaca (VFC), que resulta ser una de las formas más importantes para controlar el bienestar. Cada vez está más claro que todas las personas preocupadas por su cuidado personal deberían considerar la respiración vagal como parte de su rutina diaria.

Como remedio para una respuesta de estrés crónico, la respiración vagal reeduca tu sistema nervioso para que reconozca lo que es normal. En estos tiempos estresantes, el sistema nervioso de todo el mundo soporta una sobrecarga, pero quédate tranquilo, el sistema mente-cuerpo siempre quiere volver a un estado equilibrado en todas las situaciones. Hay mucho más que decir sobre el estrés, pero este es un buen comienzo para todos, sea cual sea tu nivel de estrés en este momento.

La teoría polivagal traspasa la frontera artificial entre mente y cuerpo. La respiración vagal estimula la respuesta de relajación del cerebro y afecta la forma de pensar, sentir y percibir el mundo. El elemento de atención plena entra en escena cuando te das cuenta de que estás estresado durante el día y te tomas un breve descanso para practicar la respiración vagal. El nervio vago es responsable de 80% de la información sensorial que llega al cerebro, lo que lo convierte en la autopista de la información hacia la piel y el tracto digestivo. Parece que casi todas las partes del cuerpo están en contacto entre sí a través del funcionamiento de un solo nervio.

Si todo esto parece asombroso en términos médicos, desde un punto de vista cuántico la integridad es lo primero. La inteligencia creativa encontró una vía, por medio del nervio vago, para mantener la integridad en la vanguardia. Este es un rasgo distintivo de las tres prácticas de este capítulo.

Sentir desde dentro: la interocepción

La siguiente práctica se refiere a una especie de sexto sentido que damos por sentado: cómo se siente nuestro cuerpo por dentro. Hace muy poco se descubrió la importancia de este sentido que pasamos por alto, conocido como interocepción (es decir, en Occidente, ya que el Yoga tiene muchas técnicas para sentir el interior). El cuerpo envía constantes señales que no percibimos. Indican que se está produciendo una respuesta a un nivel sutil que suele permanecer inconsciente. Ni siquiera existe un nombre que pueda atribuirse a estas señales, pero si adquieren la fuerza suficiente, se produce una cadena de acontecimientos.

En primer lugar, notas que algo ha cambiado en tu cuerpo, normalmente el ritmo cardiaco, la tensión muscular, la respiración o el estómago. En segundo lugar, utilizas estas sensaciones físicas como desencadenantes de una emoción, que puede ser positiva o negativa. Un latido cardiaco acelerado puede indicar ansiedad, nerviosismo, estimulación sexual o un impulso amoroso. En tercer lugar, identificas la emoción, le das un nombre y reaccionas. La importancia de la interocepción es que inicia toda esta cadena de acontecimientos, por lo que funciona como origen de las emociones antes de que sepas que son emociones.

La medicina moderna apenas empieza a explorar las implicaciones de este proceso para el bienestar. Las personas insensibles a las señales internas del cuerpo pueden tener dificultades para regular las emociones, lo que está relacionado con un mayor riesgo de depresión y ansiedad. La interocepción también determina lo cómodo que estás en tu cuerpo y lo rápido que detectas las señales de malestar interno. Desde hace tiempo se sabe que los pacientes suelen detectar el cáncer antes de que se les diagnostique, pues tienen una sensación general de que algo va mal sin poder precisar qué es.

Como el cerebro y el cuerpo forman un bucle de retroalimentación, tus emociones también cambian las señales que envían tus órganos internos. En un estudio clásico realizado en Harvard, los voluntarios vieron una película de 50 minutos sobre la Madre Teresa y su trabajo con los niños pobres de Calcuta, tras lo cual tuvieron tiempo para reflexionar sobre la compasión y la bondad. Los investigadores descubrieron que uno de los anticuerpos más importantes del sistema inmunitario, el s-Ig-A, se elevó durante y después de la película. El efecto Madre Teresa, como se le ha denominado, duró una hora y media después de que terminaron de ver la película.

En términos cuánticos, un solo efecto —por positivo que sea— apenas roza la superficie. La interocepción detecta las señales que se producen en un campo que abarca toda la gama de sensaciones. Abre un portal para "sentir" el camino hacia el bienestar. La palabra *sentir* se aplica a muchas respuestas relacionadas. Sentimos emociones. Sentimos la hostilidad en una habitación donde se ha producido una discusión. Nos sentimos satisfechos o no con cómo nos va en la vida. Tomemos cualquier ámbito en el que entren en juego la percepción y el instinto. ¿Cómo accedemos a ellos? A través de sentir. Tanto si sentimos peligro en el aire como si nos enamoramos a primera vista, nos inspiramos para pintar un cuadro o experimentamos una presencia divina, la palabra *sentir* es aplicable. El hecho es que el sentir abarca toda la vida.

La interocepción es fundamental: funciona como una especie de sistema de alerta temprana, arraigado en nuestras células. Esto señala el camino para utilizar la sensación como reconstituyente del flujo de inteligencia creativa en tu cuerpo. Al igual que sucede con la respiración, existen tres estados de sensación.

El sentimiento ideal está marcado por la sensibilidad hacia todo lo que hay en ti y a tu alrededor. Conoces y aceptas tus emociones. Empatizas con facilidad con otras personas. Sientes de inmediato los cambios en tu cuerpo, aunque sean muy sutiles. Experimentas el amor con la misma naturalidad que cuando eras niño. En el nivel más sutil, percibes la presencia de la dicha.

El sentimiento de angustia es muy conflictivo. Aceptas algunas emociones, pero reprimes otras. Te muestras indeciso a la hora de tomar decisiones importantes en la vida. No estás seguro de ser capaz de dar o recibir amor, porque el amor está impregnado de experiencias pasadas de rechazo y decepción. Si se lleva al extremo, produce un estado de negación que enmascara la elevación y disminución natural de las emociones. Desde el punto de vista físico, los sentimientos pueden bloquearse hasta tal punto que el cuerpo se insensibiliza a todo, excepto a las sensaciones más intensas de placer y dolor.

El sentimiento curativo es necesario para restaurar todas las zonas insensibilizadas o adormecidas en las que la angustia ha bloqueado el flujo de la inteligencia creativa. Al igual que con la respiración (véase la página 44), la curación se produce en tres etapas. Empiezas a notar las señales de tu cuerpo. Percibes que estas señales están creando una emoción y, por último, cuando le pones nombre a la emoción, puedes aceptarla y enfrentarte con aquello a lo que la emoción te está llevando.

El grado de sensibilidad con el que cada persona ha aprendido a vivir varía enormemente. En un extremo, una persona que sufra claustrofobia tendrá un ataque de pánico si le piden que esté en el espacio reducido de un elevador o de una máquina de resonancia magnética funcional. En el otro extremo, alguien puede sentir con facilidad los latidos de su corazón y su pulso tan solo sintonizándose con ellos (con un poco de entrenamiento, la mayoría de la gente también puede aprender a hacerlo). El maltrato —físico o mental— entumece la sensibilidad de una persona al sufrimiento y hace posible que aguante una relación abusiva en lugar de encontrar una salida.

Hemos ampliado el concepto de interocepción mientras que la investigación médica tiende a encasillarlo como un fenómeno limitado. Todo lo que etiquetamos como conexión mente-cuerpo está ocurriendo en algún nivel de conciencia. Las señales químicas que emiten las células son marcadores de inteligencia creativa. Las células "sienten" a su manera tanto y tan ampliamente como nosotros. El argumento en contra, que sostiene que solo el cerebro es capaz de sentir, tropieza con el mismo viejo problema. ¿En qué punto exacto de la cadena de acontecimientos las moléculas orgánicas y los átomos de hidrógeno, carbono, oxígeno y nitrógeno aprenden a estar contentos o tristes, ansiosos o deprimidos? Desde una perspectiva cuántica, todo lo detectable en la superficie de la vida nació intacto y con plena conciencia a nivel cuántico.

Práctica 2: exploración corporal

Cualquier paso que des para aumentar la sensibilidad de tu interocepción tendrá un efecto curativo. Tu cuerpo es un fenómeno de campo, lo que significa que funciona como un todo, no como una suma de partes separadas. Estimular el campo mejora el bienestar, por lo que sería artificial destacar la interocepción: si meditas, practicas la respiración vagal, haces yoga o mejoras tu estilo de vida sedentario, todo el ámbito de la sensación interior y exterior se verá afectado. (En la tradición del Yoga se hace una analogía común y corriente: si jalas la pata de una mesa, toda la mesa se mueve).

El resultado de mejorar tu interocepción es una mejor interpretación de tu cuerpo. Por ejemplo, si eres corredor o haces ejercicio en el gimnasio, el aumento de la frecuencia cardiaca se interpreta como algo saludable, mientras que si eres sedentario, incluso una leve sensación de palpitaciones puede interpretarse como ansiedad. La fatiga por falta de sueño puede ser suficiente para iniciar una espiral descendente en alguien propenso a la depresión, mientras que otras personas tan solo se quejarán de estar cansadas.

La práctica que recomendamos se llama exploración corporal, un procedimiento sencillo que puedes realizar en la cama antes de irte a dormir o en cualquier momento en que puedas acostarte boca arriba sobre una superficie blanda y sentirte relajado.

Exploración corporal básica

- Acuéstate boca arriba, con los brazos a los lados y los ojos cerrados. Respira hondo varias veces hasta que te sientas relajado.
- Siente cómo el peso de tu cuerpo te conecta con la Tierra. La sensación es como si te jalaran hacia abajo para conectarte con la Tierra.
- Deja que tu atención se desplace con libertad hacia cualquier sensación. Puede haber tensión, tirantez o molestias en los músculos, el cuello, la zona lumbar o el estómago, por ejemplo.

O la agradable sensación del latido del corazón, la respiración y los músculos relajados. No juzgues. Solo siente lo que surja.

- Observa cualquier cosa que llame tu atención. Resiste el impulso de seguir adelante o de escapar de la sensación si es desagradable. Respira hondo y con calma y, en la medida de lo posible, permite que tu atención alivie la zona. Puedes visualizar calor en los tejidos o un baño de luz blanca relajante en esa parte del cuerpo.
- No fuerces el proceso. Tu único objetivo es solo sentir sin ponerte tenso y querer retirar tu atención. Tranquilízate. Mantente dentro de tu zona de confort. Al mismo tiempo, haz una pausa suficiente para permitir que el sentimiento o la sensación se registren como lo que son.
- Observa si la sensación te provoca un reflejo emocional, como nerviosismo, inquietud, enfado, impaciencia, irritabilidad o ansiedad. Cuando notes una respuesta emocional de este tipo, dite a ti mismo: "Es solo una sensación más. No tengo que seguirla ni prestarle mucha atención".
- Siguiendo el camino natural que tu conciencia quiera tomar, practica esta exploración corporal durante 5 a 20 minutos, lo que te resulte más cómodo. Si te quedas dormido en algún momento durante esta práctica, es un signo de alivio del estrés y es perfectamente natural.

La exploración corporal básica te hace sentir más cómodo con tu cuerpo y sus sensaciones. Estás ayudando a la inteligencia creativa a reparar cualquier debilidad en el bucle de retroalimentación entre el cuerpo y la mente. Al mismo tiempo, se produce un efecto curativo que puede ampliarse y extenderse. Aunque todavía no existe un conjunto de investigaciones fiables sobre la interocepción y sus posibles beneficios médicos, parece muy probable que estos sean paralelos a los beneficios de la meditación, sobradamente documentados.

Ampliar tu práctica

La exploración básica del cuerpo puede ampliarse de varias maneras. Algunas personas se acostumbran a hacer una exploración completa, de la cabeza a los pies, todos los días, yendo de manera sistemática de una zona a otra. El objetivo es sintonizar con lo que ocurre a un nivel más sutil. Con la práctica, puedes adquirir una sensibilidad notable.

Otra posibilidad es cambiar las señales que percibes. Si detectas tensión, por ejemplo, puedes poner su atención en la zona afectada y establecer la intención de que la tensión se relaje. En este caso, la intención no es verbal. No es lo mismo que la fuerza de voluntad o el deseo, sino más bien querer y confiar en que tu atención puede marcar la diferencia, del mismo modo que, mediante una atención dulce, una madre calma a un niño que llora.

Si quieres llevar este sexto sentido aún más lejos, existen prácticas avanzadas de Hatha Yoga y Qi-gong que se basan en el perfeccionamiento de la conciencia corporal. Muchos tipos del llamado "trabajo energético" también dependen de localizar dónde se encuentra la energía atascada mediante la interocepción y, a continuación, utilizar una técnica específica como la tonificación para hacer que la energía se disperse.

Son visiones de las posibilidades que abren un sentido que la mayoría de la gente ha ignorado toda su vida, pero todo empieza con la exploración básica del cuerpo, una práctica que no requiere esfuerzo y es muy útil.

Ver con conciencia

Puede parecer extraño decirlo, pero el ojo no ve. El ojo es el instrumento para ver, del mismo modo que un televisor es el instrumento para ver una película. Nunca diríamos que el televisor ve una película ni ninguna otra cosa, pero nos hemos acostumbrado a atribuir la vista a los ojos y a la vía que conduce a través del nervio óptico a la corteza visual del cerebro. El cerebro tampoco ve nada, porque se necesita un observador para ver, y sin observador, el cerebro está ciego.

Si eres un observador consciente, puedes desarrollar la vista hasta un grado exquisito. De hecho, ver con conciencia es el secreto de la conciencia superior. Cuando William Blake dijo que se podía "tener el infinito en la palma de la mano y la eternidad en una hora", estaba estableciendo una conexión cuántica. Todo lo que se necesita es la conciencia para ver lo suficientemente lejos. El alcance ilimitado de la conciencia humana es un derecho natural de todos.

Ver tan profundo como quieras depende de tu estado de conciencia. Nos referimos a los muchos usos de la visión interior, como ver lo que está bien y lo que está mal, ver la belleza de las cosas cotidianas, ver la bondad de las personas, etcétera. Pero cuando se trata de ver el camino hacia el bienestar permanente, tenemos que considerar los tres estados relativos a la respiración y el sentimiento.

La visión ideal es clara sobre lo que es real y lo que no lo es. No te ves a ti mismo como una personalidad egoísta aislada, sino como tu verdadero yo, el canal de la inteligencia creativa. No te dejas engañar por detalles irrelevantes y distracciones, sino que ves en el corazón de cualquier situación. No estás ciego ante los fallos humanos, sino que ves el potencial de cada persona. Ante un problema que resolver, ves que la respuesta está en el nivel de la solución, no en el nivel del problema. En una palabra, la visión ideal es discernimiento.

La visión angustiada es inconsciente o, en el mejor de los casos, tiene una conciencia parcial. La realidad se ve a través de filtros. La mayoría de ellos proceden del pasado, en forma de viejas heridas, malos recuerdos y contratiempos que enturbian la situación actual. Otros filtros son producto del juicio a uno mismo, las ilusiones, la negación y diversas distorsiones que ha introducido la personalidad del ego. En el extremo del espectro, una persona puede cegarse ante el daño que inflige a los demás y a sí misma.

La visión curativa aporta claridad a la visión nublada. (La analogía védica es como "quitar el polvo de un espejo"). La meditación aclara la visión interior de una persona al ir por debajo del nivel de la mente confusa y conflictiva. Hay una mente más tranquila y calmada que puede recibir lo que imparte la inteligencia creativa. Empezar a tener discernimiento es una parte crucial de la curación. Pero también tienes que empezar a darte cuenta de cada vez que reaccionas ciegamente según tu configuración predeterminada, sin detenerte a aplicar el pensamiento consciente.

La mente está configurada para utilizar ajustes por defecto, para que no tengas que enfrentarte a una situación volviendo al punto de partida. De hecho, tu cerebro está configurado en sentido estructural con vías fijas, conocidas como su "red por defecto". Cuando haces algo de forma pasiva, como lavar los platos, preparar papas fritas o hacer la cama, la red por defecto funciona a tu favor. Sin embargo, esta red por defecto funciona en tu contra si tienes las mismas reacciones de siempre ante tu pareja, tu trabajo o la perspectiva de un cambio.

Por el contrario, el pensamiento consciente es activo y requiere tu compromiso personal. Es la diferencia entre pedir un omelet y hacerlo, o entre tener una opinión política y escribir un ensayo político convincente. La brecha entre reaccionar de manera pasiva y comprometerse activamente atrapa a mucha gente.

Todo adulto ha acumulado suficiente experiencia vital como para que abunden las reacciones por defecto. "Me gusta X" y "no me gusta Y" abarcan multitud de situaciones. Podemos pasarnos la vida sin comprometernos activamente. De este modo, la inteligencia creativa no solo se bloquea, sino que ni siquiera es invitada a la fiesta.

Cada paso que das para aumentar la conciencia de ti mismo beneficia tu bienestar. Cada paso que das para permanecer inconsciente afecta de manera negativa tu bienestar. Aquí tenemos que detenernos para hacer una distinción que confunde a mucha gente. Ser consciente de uno mismo no es lo mismo que estar acomplejado. Si te vistes con jeans y camiseta para ir a una fiesta y cuando llegas te das cuenta de que debías haberte vestido con ropa formal, es probable que te sientas cohibido, es decir, avergonzado. El hecho de sentir que todos voltean a verte es la señal para que adquieras la conciencia de sentirte avergonzado.

La conciencia de uno mismo es la conciencia ampliada de tu verdadera naturaleza. No es vergonzoso y, de hecho, no tiene rostro público: nadie puede saber por tu comportamiento si eres consciente de ti mismo o no. La confusión entre estos dos estados ha dado mala fama a la *conciencia*. La gente dice en automático: "No quiero escucharlo. No me lo digas. Ojos que no ven, corazón que no siente", o algo así. Esconderse de la realidad es una excusa porque la persona siente que la verdad le resultará embarazosa, si no aterradora, vergonzosa, culpable o motivo de desilusión.

Aquí otro dicho védico es apropiado: despójate de todas tus ilusiones y lo que quede debe ser real. Esas palabras bastan para conducir a la iluminación si te dedicas a ver la realidad con la mayor claridad posible. Lejos de causar angustia, la claridad completa revela que la inteligencia creativa y la conciencia de la dicha están en todas partes.

La práctica que recomendamos aquí no es, ni con mucho, tan difícil como alcanzar la iluminación, pero se basa en el mismo principio de descubrir la realidad despejando la visión interior. Ver con conciencia no requiere esfuerzo una vez que te acostumbras a ello, y los beneficios se acumulan cuanto más sigues la práctica.

Práctica 3: centrar la visión

La capacidad del cuerpo para volver a un estado de equilibrio es igual a la capacidad de la mente para hacer lo mismo. Los estudiantes de medicina no aprenden sobre la homeostasis mental, pero este concepto está validado por una serie de experiencias. Por ejemplo, cada uno de nosotros tiene un punto de referencia emocional, que subyace en nuestro estado de ánimo típico. Cuando se produce una reacción emocional grave, como el dolor por la pérdida de un ser querido, nos desviamos de nuestro punto de referencia emocional, pero es común que en seis meses volvamos a él. En términos menos drásticos, los cambios de humor son temporales por naturaleza. La felicidad y la tristeza son experiencias pasajeras. Si se estancan, puede desarrollarse una afección crónica como el "duelo patológico" o la "depresión crónica".

Tu red de modo por defecto (RMD) te ha cargado con pequeños y grandes grados de estancamiento. Esto se manifiesta en comportamientos y creencias automáticos y fijos. Toda la vida escuchamos a la gente decir: "Yo nunca haría eso ni en un millón de años" o "Ella siempre es así", sin darnos cuenta de que las afirmaciones absolutas indican una mente estancada. Las opiniones absolutas bloquean el cambio y excluyen la inteligencia creativa. Por definición, la próxima oportunidad creativa surge de lo desconocido. Temer a lo desconocido, oponerse a nuevas ideas e insistir en "es como yo lo digo" son respuestas ciegas que crean bloqueos. Con demasiada frecuencia estamos orgullosos de nuestros puntos ciegos, lo que hace que parezca una virtud permanecer inconscientes.

La siguiente práctica te pone en el camino de aclarar tu visión y permitir que la inteligencia creativa te alcance a nivel mental y psicológico.

Volver al punto cero

Al igual que el campo cuántico, tu conciencia está en constante cambio. En ambos casos el campo tiene un punto cero, un estado de reposo del que surge la actividad. La conciencia experimenta el punto cero como un estado silencioso, tranquilo, alerta y lleno de posibilidades ilimitadas. Gracias a la tendencia de la mente a volver a su punto cero entre cada pensamiento, tienes acceso a tu siguiente pensamiento. La conciencia silenciosa es la matriz de la que nacen todos los pensamientos y sentimientos.

A menudo, tu mente no aprovecha este proceso natural. En lugar de eso, vuelves a tu modo por defecto. Por lo tanto, operas a partir de viejos condicionamientos, reacciones automáticas, creencias estancadas y la postura de último recurso del ego, que consiste en defenderse del cambio. Como todo esto ocurre de manera inconsciente, no puedes volver al punto cero a menos que intervengas y anules tu configuración por defecto.

La práctica es sencilla y solo requiere unos pocos pasos.

- Detente cada vez que notes que actúas por repetición, hábito o rutina.
- Haz una pausa y permite que tu reacción automática desaparezca.
- Coloca tu atención en el centro del pecho.
- Espera en silencio una nueva respuesta que se adapte a la situación.
- Actúa según tu nueva respuesta, pero si no aparece ninguna, mantente centrado y sal de la situación en cuanto lo consideres oportuno.

Lo bueno de esta práctica es que da resultados inmediatos. O bien recibes una nueva respuesta, o bien te desentiendes sin causar conflicto. En cualquier caso, has anulado tu modo por defecto. Esta práctica también tiene un beneficio a largo plazo. Estás entrenando a tu mente para volver a la mente silenciosa, y no a su antigua configuración acostumbrada. Se podría decir que estás aprendiendo cada vez más a consultar a tu verdadero yo, que reside en el silencio.

Como es natural, no todas las situaciones son iguales. Puedes detectar cuándo volver a tu punto cero en las siguientes circunstancias:

¿Cuándo necesitas volver a tu punto cero?

- Estás atrapado en una discusión que no lleva a ninguna parte.
- Te oyes a ti mismo repitiendo la misma opinión de siempre.
- Estás distraído y no puedes poner atención.

- Estás seguro de que tienes razón, digan lo que digan los demás.
- No toleras a nadie que no esté de acuerdo contigo.
- Has llegado a un punto muerto emocional, en el que lo único que encuentras es la ira, el resentimiento, la ansiedad, la hostilidad o la indiferencia que ya conoces.
- Te sientes poco apreciado o te ves incapaz de apreciar a la otra persona.
- Sientes una lealtad ciega.
- Te sientes atrapado, asfixiado, bloqueado o perdido.
- Estás abrumado por el estrés y la presión.
- Te descubres oponiéndote al cambio solo por oponerte a él.
- Estás molesto o angustiado.
- Has llegado a tu límite y estás a punto de perder el control sobre ti mismo.

Una vez que te das cuenta de estas situaciones, que son comunes en la vida de todos, puedes volver al estado de equilibrio que es tu punto cero. Sin embargo, a menudo falta la motivación para cambiar. No solo la fuerza de la costumbre es muy fuerte, sino que, al nivel del ego, todo el mundo siente un deseo de ganar, tener razón o pertenecer, dependiendo del tipo de personalidad.

No puedes esperar que los hábitos se rompan por sí solos o que tu ego abandone sus tácticas de toda la vida. Solo la conciencia puede curar la conciencia. De repente te das cuenta de que hay otro camino: simplemente te llega. En esos momentos de discernimiento, la inteligencia creativa ha conectado contigo. No puedes pensar ni desear llegar hasta ahí; el fenómeno se produce en su propio tiempo.

Meditación centrada

Puedes hacer una pausa para esperar una nueva respuesta cada vez que sientas la necesidad: la lista anterior describe las situaciones típicas en las que puedes encontrarte. Pero también tienes la opción de familiarizarte mejor con tu punto cero en la meditación. Esta práctica te permite profundizar y asentarte más. Otro efecto es que no te dejas llevar tanto por las situaciones temporales.

La meditación centrada es una extensión de la práctica básica que acabas de aprender.

- Busca un lugar tranquilo donde puedas estar solo y sin ser molestado.
- Cierra los ojos y respira hondo varias veces hasta que te sientas tranquilo.
- Centra tu atención en la zona del corazón.
- Respira de forma natural, sintiendo que la respiración procede del corazón y no de los pulmones.
- No te preocupes si te distraes con pensamientos y sensaciones. Vuelve con tranquilidad la atención al corazón y continúa meditando.
- Transcurridos de 5 a 10 minutos, termina la meditación y siéntate en silencio con los ojos cerrados hasta que te sientas preparado para reincorporarte a tu actividad diaria.

Es difícil mantener una práctica regular de meditación; casi todo el mundo siente la tentación de abandonarla al cabo de un tiempo. Pero puedes seguir con la meditación centrada, haciéndola de manera espontánea durante cinco minutos cuando sientas la necesidad. Es una experiencia agradable y tu día se interrumpe de la forma más mínima.

UN REMEDIO CONTRA EL ESTRÉS QUE SÍ FUNCIONA

El estrés es un problema que se presta a un enfoque cuántico por varias razones. En primer lugar, el estrés no puede aislarse y tratarse síntoma por síntoma. Es un fenómeno de campo, en el que intervienen el cuerpo, la mente, la personalidad y la historia familiar. En segundo lugar, el estrés empieza a un nivel mucho más sutil de lo que se pensaba. En el tercero, el mejor tratamiento implica un cambio de conciencia, sanando las distorsiones en el flujo de la inteligencia creativa donde se producen, que es mucho antes de que empiecen a aparecer los síntomas médicos del daño causado por el estrés.

A estas alturas ya estás familiarizado con este modelo de curación, que te sitúa por delante de la inmensa mayoría de la gente, incluso de los expertos. En la actualidad, el estrés es un área en la cual la mejor investigación no conduce por necesidad a un mejor remedio. La mejor investigación sobre el estrés llevó a una conclusión que cambió por completo el aspecto de este campo. Por tradición, el estrés se había definido como una respuesta repentina y aguda a una situación que desencadenaba la respuesta de lucha o huida. A menos que nos veamos envueltos en situaciones extremas, como combatir en el campo de batalla, ser víctimas de un crimen o sufrir un grave accidente de coche, no es probable que necesitemos la respuesta de lucha o huida que salvó a nuestros antepasados remotos de los depredadores.

Hubo un cambio importante cuando se comprendió que la vida moderna no genera estresantes agudos, sino estresantes crónicos constantes. El principal hallazgo, que por desgracia se ignora con demasiada frecuencia, es que el estrés crónico de bajo nivel es el más perjudicial. La amenaza que supone el estrés crónico es una llamada de atención para quien piense que vivir en una ciudad ruidosa, soportar el tráfico interminable, trabajar en un puesto de alta presión y dormir poco son condiciones normales de la vida. Tal vez te engañes pensando que es así, pero la configuración evolutiva de la respuesta al estrés de tu cuerpo, que tiene millones de años, no está de acuerdo.

Nadie es inmune al estrés y, a pesar de las afirmaciones de algunas personas competitivas y de alto poder adquisitivo, nadie prospera en el estrés. Entonces, ¿qué hacer al respecto? Por desgracia, la evolución no ha dotado al cuerpo humano de los medios necesarios para resistir el estrés crónico de bajo nivel, que a menudo pasa desapercibido, ya que los síntomas tienden a ser invisibles hasta que se produce un problema de salud. Los síntomas relacionados con el estrés empiezan vagamente con irritabilidad, letargo, fatiga e insomnio. Si con estos signos una persona no aborda los factores estresantes de su vida, la siguiente etapa es física y suele comenzar con dolores de cabeza, empeoramiento del insomnio y molestias digestivas. Con el tiempo, el estrés de bajo nivel contribuirá a que se produzcan afecciones médicas graves, que van a variar en función de cada quien. Incluso en las primeras etapas, las respuestas al estrés varían mucho y no pueden precisarse como los síntomas de un resfriado o una gripe.

Cuando se trata del estrés, saber es poder. Una vez que sepas que el estrés de bajo nivel te perjudica mucho antes de que aparezcan los síntomas médicos, puedes montar la primera línea de defensa, que es el sueño de buena calidad. El sueño restablece la respuesta al estrés; el insomnio la mantiene. La segunda línea de defensa es analizar con sinceridad las relaciones y las condiciones laborales que sabes que son estresantes. Cuando sea necesario un cambio, hay que abordarlo, en lugar de negarlo. Los demás no se tomarán en serio tu estrés a menos que tú lo hagas. El condicionamiento social nos ha enseñado a dar la espalda al estrés como algo inevitable o incluso normal, pero en lo que respecta a tu cuerpo, no es ni lo uno ni lo otro.

Una solución a largo plazo para el estrés requiere conocimientos un poco más profundos. Hay tres factores que empeoran el estrés: la frecuencia, la imprevisibilidad y la pérdida de control. Todos tenemos un rango de estrés que encaja en nuestra zona de confort, tanto psicológica como físicamente. Algunas personas pueden soportar el rechazo del sexo opuesto, que es estresante, sin pestañear; otras personas recuerdan su primer rechazo toda la vida. Pero seas quien seas, el estrés repetido vencerá tu resistencia innata. Por eso cualquier soldado, por incondicional o valiente que sea, sucumbe a la fatiga de combate o a la neurosis de guerra (también conocida como trastorno de estrés postraumático [TEPT]) si permanece demasiado tiempo en el frente.

El remedio contra el estrés que mejor funciona es permanecer dentro de tu zona de adaptación. Está bien sobrepasarla de vez en cuando, como al subirte a un juego de feria o al ver una película de terror, donde la descarga de adrenalina, que es una hormona del estrés, es breve y se produce en condiciones controladas. Pero la repetición, la imprevisibilidad y la pérdida de control son los factores clave que hay que abordar.

Piensa en el siguiente estrés: debes salir de casa mañana con una sola maleta de tus pertenencias y no puedes volver en una semana.

Si tu jefe te obliga a hacer esto, es probable que te sientas estresado en extremo, pero en otras circunstancias, lo que describimos es irse una semana de vacaciones con solo una maleta o dos. La primera situación es estresante porque está fuera de tu control y no la has planeado; la situación de las vacaciones, aunque puede ser estresante, lo es mucho menos porque tú tienes el control. Estos breves ejemplos te dan un indicador para mantenerte en tu zona de adaptación, es decir, la cantidad de estrés que puedes soportar y aun así volver a un estado normal de equilibrio. Los indicios de que has salido de tu zona de adaptación son los siguientes:

- Otra persona ejerce un control sobre ti que te hace sentir infeliz o indefenso, como un jefe autoritario. Una situación repetida te hace sentir aletargado, deprimido y apagado.
- La misma presión aparece repetidamente, como las fechas de entrega cotidianas en la escuela o en el trabajo. Temes una situación repetida hasta el punto de sentir algo más que una ligera ansiedad.
- Alguien te amenaza con un acto aleatorio de ira, violencia o crítica pública.
- Te sientes abrumado, una respuesta típica al hecho de trabajar a tiempo completo mientras cuidas a tu familia y administras tu hogar.
- Te sientes agobiado con el equilibrio de tus finanzas.
- Solo puedes lidiar con algo evadiéndolo, como negarte a afrontar la drogadicción o el alcoholismo en la familia.

Esta lista es necesariamente general, ya que la tolerancia al estrés de las personas varía mucho. Alguien que discute a gritos con su cónyuge puede estar acostumbrado a ese patrón desde la infancia y verlo como una liberación saludable de emociones, mientras que otra persona puede sentirse devastada por esas discusiones y refugiarse en un dolor silencioso.

El estudio científico del estrés ha aportado otros conocimientos útiles. Sabemos que un estrés positivo (o "eustrés") puede ser tan perjudicial como un estrés negativo. El ejemplo clásico es que resulta igual de estresante ganar la lotería que perder un partido de futbol. Los datos científicos, por muy valiosos que sean, tienen un límite. Los militares ya no estigmatizan a los soldados con TEPT ahora que las investigaciones demuestran la prevalencia del problema. Pero la culpa y la vergüenza siguen persiguiendo a las víctimas del TEPT y no existe consenso sobre cómo tratar esta afección.

La adaptación frente al estrés cotidiano es, en última instancia, psicológica. Necesitas favorecer de modo consciente lo siguiente:

- Sentirte relajado y sin presiones.
- Disfrutar de una relación amorosa y satisfactoria.
- Permanecer en tu zona de confort.
- Experimentar alegría y deleite al menos una vez al día.
- Aprender a ser resiliente.
- Rechazar la presión de otras personas.
- Sentirte bien contigo mismo.

Por el contrario, hay que disminuir de forma consciente los factores que fomentan el estrés, entre ellos:

- Soportar condiciones abusivas en casa o en el trabajo.
- Someterte a presiones laborales constantes.
- No hacer tiempo para relajarte.
- Ignorar la necesidad de dormir bien todas las noches.

- Soportar tensiones constantes en tus relaciones o en tu carrera profesional.
- Sufrir en silencio, convirtiéndote en mártir.
- Fingir que tu felicidad no importa.

Como puedes ver, hay suficiente información valiosa aquí para permitirte curar el estrés en tu vida. La investigación médica valida lo esencial que es el manejo del estrés para nuestra salud. Lo que hay que cambiar ahora son las actitudes socialmente arraigadas que nos persuaden a tolerar el estrés más allá de lo que nuestro cuerpo y psique están diseñados para soportar. La mayoría de la gente sigue considerando el manejo del estrés como una buena idea que nunca se toma lo bastante en serio en la práctica. La adopción de un modelo cuántico de bienestar tiene que llegar a una masa crítica de personas. El estrés es un componente importante del modelo cuántico, pero nadie se ocupará seriamente de él a menos que se dé cuenta de que el cuerpo cuántico existe para proporcionar la curación necesaria en todos los niveles de la existencia.

BIENESTAR SUPREMO

El bienestar es mucho más deseable de lo que sugiere cualquier modelo médico. Se puede estar físicamente sano sin el más mínimo dolor. Todos los análisis médicos pueden dar resultados negativos, pero uno puede sentirse psicológicamente tranquilo. Sin embargo, este estado de bienestar, que satisfaría los criterios de una buena prevención, no cruza un umbral importante. Si a esto le añadimos unas finanzas sanas, un buen trabajo y una vida familiar cómoda, tampoco traspasamos el umbral.

La razón es que tu estado de bienestar, que sería envidiado por muchas personas del planeta, en realidad no desafía todo el alcance de la inteligencia creativa. Eres como un millonario que se contenta con vivir con 1 000 dólares porque no sabe de su riqueza real. El sueño de una Edad de Oro existe en todas las culturas. ¿Por qué no se consigue? No es porque nuestros antepasados eran tan ingenuos que se aferraban a los mitos. La Edad de Oro existe en la conciencia, no en el pasado perdido (o en el futuro, para el caso).

Cuando profundizas en el funcionamiento de la inteligencia creativa, se amplía todo el panorama del bienestar. El bienestar supremo existe y es independiente de las medidas aplicadas al bienestar cotidiano, que se ocupan sobre todo de mantenerse físicamente sano y evitar los riesgos que amenazan la salud de una persona en los próximos años. A nivel cuántico, la vida que deberías llevar existe; solo está esperando a que conectes con ella.

Estar en sintonía

Ser cuántico no tendría sentido sin la inteligencia creativa. Si la excluimos, acabamos con sucesos físicos vacíos que interactúan al azar, como sacudir frijoles en una lata. La vibración de las moléculas de aire, por ejemplo, es un acontecimiento vacío. El ruido estridente de una calle puede descomponerse en ondas superpuestas creadas por la vibración de las moléculas de aire. Pero nadie va por ahí escuchando todos los sonidos aleatorios de una calle. A diferencia de un micrófono, que no tiene más remedio que registrar todo el paisaje sonoro caótico, nosotros nos sintonizamos a lo que queremos oír, seleccionando la voz de un amigo o el timbre de un paso de peatones que avisa cuando el semáforo cambia a verde.

Somos selectivos en lo que percibimos, valoramos, conservamos y apreciamos. La visión de un cachorro abandonado y hambriento en un anuncio de televisión sobre refugios de animales puede provocar cualquier reacción, desde compasión y amor hasta indiferencia, molestia o un repentino recuerdo del primer perro que tuviste de niño.

¿Es posible sintonizar solo con las experiencias que son beneficiosas para tu bienestar? Cuando tu sintonía es perfecta con la inteligencia creativa, te conectas sin esfuerzo a la vida que estás destinado a vivir, mientras que alguien que no está en sintonía con la inteligencia creativa está destinado a ser golpeado por los altibajos de los acontecimientos aleatorios.

Nadie puede estar totalmente fuera de sintonía: el cuerpo cuántico te proporciona una sintonía perfecta al nivel de tus células, por ejemplo. Pero los obstáculos creados por la mente (conocidos como *vritti* en el sistema del Yoga) provocan las distorsiones que hacen que pierdas la sintonía con tu vida ideal.

Dharma

A un nivel invisible, vuelas con un faro localizador que te indica el camino, por eso cada célula funciona con la máxima precisión. Aunque miles de procesos deben coordinarse en billones de células, todo ocurre de manera espontánea. Tu conexión con el campo cuántico desafía cualquier concepción en términos de inteligencia. Tu cuerpo físico está sintonizado de forma natural con un faro localizador en el que puedes confiar para llevar cada proceso hasta el objetivo asignado.

El término védico para este faro es *Dharma*, que deriva del verbo sánscrito "defender". No hay equivalente en español, por muchas razones. En primer lugar, en Occidente, la noción de una inteligencia cósmica que supervisa la creación se ha atribuido a Dios, porque la tradición religiosa se ha erigido como adversaria de la ciencia. En segundo lugar, el hecho de que el Dharma opere de forma invisible resulta contraproducente, porque lo relega al ámbito de la creencia o la fe (como declara el Nuevo Testamento: "La fe es la seguridad de lo que esperamos y la certeza de lo que no vemos", Hebreos 11:1). Por último, el Dharma no consume energía, no ocupa ninguna posición en el espacio-tiempo y no emite datos medibles. Por lo tanto, no es útil para la ciencia, incluida la ciencia médica.

El Dharma debe abordarse como un proyecto personal, cuya realidad se confirma en tu propia conciencia. ¿Cómo puedes permanecer en ese faro que ya sostiene cada célula? Se puede aprender mucho de la sabiduría del cuerpo. Tus células muestran sabiduría de las siguientes maneras:

- **Siempre se comunican entre sí.** Las líneas de comunicación nunca están cerradas. Ninguna célula se resiste a hablar con otra. Si deja de comunicarse, hay que sospechar que existe algo anómalo como el cáncer.
- **Cooperan** por el bien de todo el organismo. Las células no tienen ego ni sienten la necesidad de aislarse o ser superiores.
- Las células **confían** implícitamente en que están destinadas a sobrevivir y prosperar. Aceptan sin dudar que la naturaleza les proporcionará todo lo necesario en el instante en que lo necesiten.
- Esta confianza permite a las células **vivir el momento** sin preocuparse por el pasado ni anticipar el futuro.
- Las células ven la vida según sus capacidades individuales, lo que significa **que saben quiénes son**. A pesar de compartir la misma cadena de ADN, las células cardiacas saben que son células cardiacas y no células hepáticas o cerebrales.
- Este conocimiento hace que la **aceptación de sí mismas** sea fácil y natural. Al mismo tiempo, no hay envidia ni resentimiento hacia las demás células. Para una célula, ser ella misma es totalmente satisfactorio.

En conjunto, estos atributos de la sabiduría en el cuerpo describen la posibilidad de la sabiduría en la mente. Siempre que te encuentres actuando en oposición a la vida que deberías llevar, te habrás alejado del Dharma. Dicho de otra forma:

- Dejas de comunicarte con otras personas, lo que dificulta saber qué necesitas tú y qué necesita el otro. Llevado al extremo, este comportamiento te aísla. Te sumerges en la negatividad del resentimiento, los celos, la ira, la depresión o la soledad, que son los subproductos psicológicos del aislamiento.
- Te resistes a cooperar con los demás y, si eres competitivo, prefieres convertirlos en tus rivales. O se vuelven un motivo de indiferencia si eres especialmente egoísta o narcisista. Por lo regular, la cooperación cesa porque la barrera del "otro" hace que otras personas sean ajenas a "mi tipo".
- No confías en que estás destinado a prosperar. Por el contrario, consideras que el mundo se alía en tu contra. Las fuerzas de la naturaleza tienen un poder abrumador en comparación con tus débiles capacidades, y ves amenazas que se ciernen "ahí fuera" como una suposición básica.
- Te resulta imposible vivir en el presente. Tu mente está en constante movimiento, manteniéndote atrapado dentro de una burbuja mental. No hay apertura al instante siguiente, y sin apertura no puedes estar presente ni existir en el ahora.
- Pierdes de vista quién eres en realidad, guiado de un lado a otro por una corriente constante de deseos, exigencias y deberes. Como la mayor parte de ellos están dictados por la necesidad del ego de conformarse y ser socialmente aceptable, tu verdadero yo permanece oculto.
- No sientes aceptación hacia ti mismo, porque el ego y todos los artilugios mentales que llenan la mente conducen a un inquieto sentido del yo. Este yo es una construcción tambaleante, improvisada a partir de experiencias pasadas, y la próxima experiencia fuerte —en particular una negativa— sacudirá tu sentido del yo. Un tipo de inseguridad alimenta a todos los demás.

Se puede lograr mucho aplicando estas dos listas, la primera como guía para una *vida dhármica*, la segunda como protección contra lo opuesto, una *vida adhármica*. El Dharma siempre es consciente de ti; el faro localizador brilla constantemente en la conciencia. A cambio, tú debes empezar a ser consciente del Dharma. Esto no es difícil, porque una vez que estás en sintonía, tu vida se vuelve más fácil y satisfactoria. La vida que estás destinado a vivir puede parecer lejana o intermitente, pero la belleza del Dharma es que la oportunidad de una vida ideal nunca te abandonará. No hay nada más inspirador que esto.

Hacerlo personal

Hasta ahora, la descripción del Dharma se ha formulado en términos generales, ya que se aplica a todo el mundo. La posibilidad de que la naturaleza ya te ofrece la vida que estás destinado a vivir es inspiradora, pero aún no es específica ni personal. Sin embargo, el Dharma es totalmente personal. No exige moralidad ni normas de conducta, no es nada externo.

El Dharma es íntimo. Sus señales llegan de momento en momento, de sentimiento en sentimiento, de pensamiento en pensamiento. La sintonización debe funcionar al mismo nivel. Esto está en consonancia con el axioma psicológico que dice que es mejor sentir la vida que intentar pensarla. (Nota: La "d" minúscula utilizada a continuación designa tu porción individual de Dharma cósmico).

Cómo sentir que estás en tu dharma

- Te resulta fácil mantenerte centrado y volver a tu centro si notas que estás distraído o estresado.
- El estrés no es un problema constante.
- Disfrutas de tu trabajo.
- Tus relaciones están basadas en el amor, que se manifiesta cada día.
- Puedes entrar en tu interior y conectar con una sutil sensación de dicha.
- Te sientes ligero física y mentalmente.
- Estás contento con lo que eres en este momento.
- Tus deseos se mueven con facilidad y sin problemas hacia su cumplimiento.
- Ves un camino a seguir.
- Confías en que tu vida está apoyada por un ser o inteligencia superior.
- Puedes dedicar tiempo a los valores más importantes de la vida: amor, compasión, empatía, entendimiento, creatividad, belleza, verdad y crecimiento interior.
- Ves el valor de los demás.
- Sabes seguir la corriente. No opones resistencia ni insistes en tener el control.
- No te preocupas ni te obsesionas con los peores escenarios.
- Sabes que eres digno de amor y que puedes amar.
- Estás viviendo tu verdad tal y como la defines.
- No estás atado a la aprobación o desaprobación de los demás.
- Te mantienes sintonizado con lo que ocurre dentro y fuera de ti.
- Estás relajado y abierto.

- No te molesta demasiado la incertidumbre, sino que la consideras parte de la búsqueda de una solución creativa.
- Consideras que tu vida en general es creativa.
- Tus experiencias espirituales son auténticas.

La razón de que esta lista sea tan larga es que la vida que estás destinado a vivir lo abarca todo. Contiene tantas dimensiones como permite la experiencia humana, un abanico infinito de posibilidades. No se trata de marcar cada punto como si fuera un cuestionario. El propósito de la lista es transmitir el amplio espectro de sentimientos —físicos, mentales y espirituales en sus implicaciones— que son íntimos para ti cuando estás en sintonía con tu dharma.

Algunos de estos sentimientos surgirán cada día, pero otros no. Sin embargo, si tienes éxito en ir explorando tu camino por la vida, ninguno te parecerá ajeno. La forma más natural de vivir es en tu dharma. El mayor regalo de la conciencia de ti mismo es que puedes demostrártelo cada día, viviendo con el amor, la verdad, la belleza y la dicha como meta. Es lo que requiere el bienestar supremo.

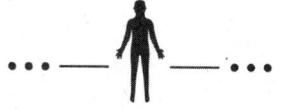

SEGUNDA PARTE

La realidad cuántica es tu realidad

ACEPTA EL MISTERIO QUE ERES TÚ

Te hemos invitado a unirte a una revolución del bienestar basada en un nuevo y mejor modelo del cuerpo humano: la realidad cuántica. Ahora ha llegado el momento de sumergirnos más hondo en esta realidad, porque es la realidad "real", oculta bajo la superficie de la existencia cotidiana. Hay misterios más profundos que resolver y nuestro objetivo es explicarte estos misterios, mostrarte que para ser plenamente humano debes abrazar el conocimiento que revela el dominio cuántico. No solo el misterio del origen del universo requiere una respuesta cuántica. Tú también la necesitas. Tú eres un misterio que necesita respuestas cuánticas.

Aunque la física cuántica se centra en las partículas más pequeñas de la naturaleza, estas muestran un comportamiento que se extiende al mundo cotidiano.

El primer comportamiento es el ***entrelazamiento***. En concreto, toda la materia y la energía del campo cuántico están interconectadas. Dos partículas subatómicas que actúan como pares pueden estar separadas por una distancia de millones de años luz y, sin embargo, si una partícula cambia su espín, su compañera cambiará al instante el suyo, pero en sentido contrario, como en una danza cósmica. En otras palabras, el entrelazamiento desobedece de algún modo la regla de que nada puede viajar más rápido que la velocidad de la luz. Estar conectado al campo cuántico permite el poder organizador que impide que las estructuras complejas salgan volando por los aires. El orden surge del caos.

Aplicado a la vida cotidiana, el entrelazamiento también es responsable del orden. La forma organizada en que tu cerebro produce pensamientos a partir de una actividad química y eléctrica en apariencia aleatoria, la forma precisa en que se utiliza la energía en cada célula y la capacidad de tu sistema inmunitario para controlar miles de microbios invasores potencialmente peligrosos, son ejemplos que vienen de inmediato a la mente. Sin embargo, los acontecimientos ordenados que forman una cadena en tu cuerpo son innumerables. Todo está entrelazado con todo lo demás.

El segundo comportamiento es la **no localidad**. La no localidad es la forma en que la totalidad produce la existencia, lo que significa que el campo cuántico, aunque infinito en todas direcciones, da lugar a una actividad ondulante, u ondas, que se transforman en partículas. Este es el acto básico de creación en el cosmos y en tu cuerpo. Aunque la naturaleza se presenta como cosas separadas de lo más pequeño a lo más grande —quarks, electrones, moléculas de agua, microbios, plantas, animales, planetas, galaxias y más allá—, nada es puramente un acontecimiento local. Al profundizar más, la no localidad se impone. Lo más pequeño refleja lo más grande.

La no localidad se manifiesta en el organismo por la forma en que cada célula trabaja para preservar el conjunto. Al cooperar y comunicarse entre sí, cada célula tiene dos misiones: en primer lugar, sobrevivir y prosperar por sí misma; en segundo lugar, promover el bienestar de todo el organismo. Las células inmunitarias que engullen un virus invasor para destruirlo se suicidan al mismo tiempo. Cada célula tiene un interruptor a prueba de fallos en su interior para vigilar los errores y, si se produce un error, este se repara o bien la célula muere por voluntad propia. En el cerebro, los pensamientos individuales surgen y desaparecen, pero el cerebro supervisa todo el proceso del pensamiento en sí, con independencia del pensamiento individual que se esté teniendo. En todos estos ejemplos, la no localidad afirma la primacía del todo sobre las partes.

El tercer comportamiento es la **transformación de cuantos en qualia**. *Qualia* significa "cualidades" en latín, lo que, traducido en líneas generales, significa los rasgos que muestra cualquier cosa. El sol es caliente, el espacio interestelar es frío, el agua es líquida, el granito es sólido. Estos qualia surgen del campo cuántico, aunque el campo y las partículas elementales que este produce no den ninguna indicación de por qué debería ser así. Los mismos quarks, electrones, protones, etcétera, se encuentran en el sol, flotando en el espacio interestelar o formando el agua y el granito. Se produce una transformación entre el mundo cuántico y el mundo cotidiano. (En física, el término típico que se usa es *propiedad emergente*).

Gracias a la aparición, como por arte de magia, de los qualia, los cinco sentidos evolucionaron para detectarlas. La vista, el oído, el tacto, el gusto y el olfato son detectores de qualia. El cerebro es el lugar central donde se originan los cinco sentidos, y ahí una masa de poco más de un kilo de materia blanda produce el mundo en 3D con colores y luz, aunque el cerebro consiste de materia gris y blanca. El ruido y la música surgen del silencio total del cerebro. Además, más allá de los cinco sentidos, pensamientos como el miedo, el deseo, la intuición y el razonamiento también están ligados a los qualia. Sin qualia no tendríamos ninguna experiencia.

Y, sin embargo, debemos tener cuidado. El cerebro no es el origen de la transformación de cuantos en qualia. Según el principio de no localidad, es el campo cuántico el que crea la transformación.

El cerebro es solo un acontecimiento localizado. En sí mismo, está hecho tanto de cuantos como de qualia, como todo en la creación. Cualquier objeto, incluido tu cuerpo, puede definirse como cuanto o como qualia. La ciencia tardó siglos en avanzar lo suficiente como para detectar el campo cuántico, pero desde hace miles de millones de años la vida misma siempre ha estado implicada en esta relación, porque la vida está organizada por experiencias. Un microorganismo de los mares primigenios de la Tierra responderá a la luz moviéndose hacia ella. A su propio nivel, el microorganismo está viviendo una experiencia. Por lo tanto, puede decirse que la existencia depende de los qualia tanto o más que de los cuantos.

Hay muchos más comportamientos extraños que produce el mundo cuántico, pero estos tres son vitales para el cuerpo cuántico. En resumen:

- *El entrelazamiento* produce todas las conexiones.
- *La no localidad* hace que el todo prime sobre las partes.
- *La transformación de cuantos en qualia* crea todas las experiencias.

Estos tres principios son las formas cruciales en que el misterio del mundo cuántico funciona para ti. De hecho, tu propia existencia depende de ellos.

Abrirte camino por el mundo cuántico requiere algunos cambios radicales en la forma de verte a ti mismo. Hay una frase famosa del pionero cuántico Werner Heisenberg sobre lo difícil que es explicar este nivel de realidad: "El universo no solo es más extraño de lo que pensamos, sino más extraño de lo que podemos pensar". Lo que lleva la realidad más allá del alcance del pensamiento es lo cuántico, porque su comportamiento no tiene sentido en nuestro mundo sensorial normal de objetos sólidos y fiables. Puesto que la misma extrañeza se aplica a tu cuerpo cuántico, lee con atención el siguiente apartado e imagina que se aplica a ti.

Por qué el mundo cuántico es más extraño que lo extraño

- El campo cuántico es el causante de todo, pero no tiene causa.
- La materia se construye a partir de cuantos, pero un cuanto no es material.
- Todo lo que se ve es invisible en su origen, que es el cuanto.
- Antes de que puedas localizar un cuanto, este se cierne en una nube de posibles ubicaciones.
- Dos partículas subatómicas, separadas en el espacio incluso por millones de años luz, se comunican al instante, lo que implica que "hablan" entre sí más rápido que la velocidad de la luz. Esto desafía todas las explicaciones conocidas.
- Los sucesos cuánticos pueden avanzar o retroceder en el tiempo.

Por extrañas que parezcan estas características, la más extraña es esta: si cruzas el umbral cuántico, entonces el espacio, el tiempo, la materia y la energía desaparecen.

Es muy comprensible que no puedas identificarte de manera personal con el mundo cuántico. A primera vista, parece que no hay nada humano con lo que identificarse. Sin embargo, la extrañeza del mundo cuántico está mucho más cerca de lo que crees. De hecho, no es el mundo menos humano, sino el más humano: sin él, ni siquiera serías humano. Serías una máquina robótica. De hecho, sin darte cuenta, ese es el modelo imperante que tu médico aprendió en la facultad de medicina. Todo lo que está a disposición de la medicina moderna —cada análisis, medicamento, terapia y procedimiento quirúrgico— se basa en la noción de reparar una máquina. En el fondo, los médicos son mecánicos. Para reforzar la superioridad del modelo cuántico, derribemos, de una vez por todas, la falacia del cuerpo como máquina.

Desacreditar el concepto del cuerpo como máquina

Tu cuerpo no es una máquina, ni siquiera se le parece. Has aceptado un concepto familiar que está plagado de defectos, como lo muestra la siguiente lista:

Por qué tu cuerpo no es una máquina

- Las máquinas no están vivas.
- El ejercicio no fortalece las máquinas, sino que las desgasta.
- Las máquinas no pueden pensar, desear, sentir, soñar ni imaginar. De hecho, no pueden experimentar nada.
- Las máquinas no pueden sentir emociones.
- No pueden gestar máquinas bebés y darlas a luz.
- No pueden sanar sus partes descompuestas.
- No evolucionan de manera espontánea.

Ninguna de estas cosas es discutible y, sin embargo, aceptamos con pasividad que el cuerpo es una máquina viviente y milagrosa, por cierto. Pero al leer la lista te das cuenta de que el concepto de cuerpo como máquina te ha privado de tu humanidad esencial.

Las máquinas no están vivas. Este hecho parece demasiado obvio para afirmarlo: incluso un niño pequeño sabe que está fingiendo tratar a un muñeco como si fuera un bebé de verdad. Pero si ese muñeco es de plástico, el átomo más esencial de los seres vivos —el carbono— existe en él. Alrededor de los átomos de carbono se agruparán átomos de hidrógeno y oxígeno, que también son esenciales para los componentes básicos de la vida: las sustancias químicas orgánicas.

Una vez que se reduce el cuerpo humano a sus sustancias químicas básicas, no hay razón para no llamarlo máquina. El origen de la vida a partir de sustancias químicas orgánicas sigue siendo un misterio, como reconocen todos los biólogos y genetistas. Sin embargo, la búsqueda de la explicación de la vida como una especie de truco mágico de la química continúa. Una suposición errónea conduce de modo inevitable a conclusiones equivocadas.

El ejercicio no fortalece las máquinas, sino que las desgasta. Si guardas un juguete en un estante y no lo usas nunca, no sufrirá desgaste. Pero ocurre lo contrario con tu cuerpo: está sujeto a lo que la medicina denomina "atrofia por desuso". Sin ejercicio, los músculos y los huesos se encogen y debilitan. Resistimos el desgaste utilizando nuestro cuerpo. Ninguna máquina, por sofisticada que sea, funciona igual.

Las máquinas no pueden pensar, desear, soñar o imaginar. De hecho, no pueden experimentar nada. Esta es una brecha insalvable entre nosotros y las máquinas. Nos apartamos de nuestro hardware genético para soñar, desear e imaginar. La computadora más avanzada puede imitar estos estados, pero nunca experimentarlos. Una computadora es, en última instancia, la marioneta de su programación.

Las máquinas no pueden sentir emociones. Las computadoras se basan en códigos digitales, y los códigos están diseñados para ser lógicos y racionales. Las emociones no solo están excluidas, sino que son totalmente indeseables. Una computadora que te dijera que está demasiado enamorada como para venir a trabajar hoy sería un fracaso.

Un ser humano que no puede amar podría calificarse como un fracaso peor.

Las máquinas no pueden gestar nuevas máquinas y darlas a luz. Este punto podría parecer irrelevante, ya que las fábricas existen para hacer nuevas máquinas. Pero aquí entra en juego el misterio de la vida. No existe ninguna tecnología que permita a un robot crearse a sí mismo a partir de sustancias químicas básicas. Tu cuerpo y todos los seres vivos producen nueva vida de manera espontánea. La chispa creativa es esquiva, pero todos la encarnamos.

Las máquinas no pueden sanar sus piezas descompuestas. Un coche que se reparara solo dejaría sin trabajo a los mecánicos. Lo contrario ocurre con nuestro cuerpo, que necesita la respuesta curativa para seguir vivo: sin ella, un corte de papel nos haría desangrarnos hasta morir. Las células saben cómo reparar sus errores internos, y si la reparación es imposible, se destruyen por voluntad propia. La sanación sigue siendo un gran misterio, pero es una de esas cosas que encarnamos sin saber cómo.

Las máquinas no evolucionan de manera espontánea. Una máquina no puede inventar su propio modelo nuevo. De hecho, volverse obsoleta es el destino inevitable de toda máquina. Lo mismo ocurriría con una célula fecundada en el útero. Debe evolucionar hasta convertirse en embrión, feto y bebé. Esta capacidad de evolucionar espontáneamente se da en todos los seres vivos más allá de los organismos unicelulares, e incluso estos, en forma de bacterias y virus, deben evolucionar para superar las defensas inmunitarias del organismo. Si el resfriado del año pasado fuera el único que existe, también sería el último.

Si tomas distancia, verás que todo lo milagroso del cuerpo humano se debe a que no es una máquina. Es posible programar una computadora para que se preocupe por su peso, exprese un impulso sexual o sienta nostalgia, pero ninguna máquina ha sentido jamás esas experiencias ni ha tenido experiencia alguna. Tú, en cambio, eres el producto de tus experiencias. Si pudieras catalogar todas las experiencias que has tenido (lo cual es imposible, por supuesto), ni una sola se debe a que seas una máquina. La noción del cuerpo como máquina debe desaparecer.

Esto es mucho pedir, sobre todo en las circunstancias actuales, en las que el mundo cuántico se considera enigmático y extraño, fuera del alcance del pensamiento. Hay muchas razones por las que la revolución cuántica nunca adquirió un rostro humano. Urge un cambio de perspectiva. Sin embargo, una vez que se produzca el cambio, se cruzará el umbral cuántico y entonces se sabrá cuál es realmente la esencia del ser humano.

LA CAUSA DE ABSOLUTAMENTE TODO

Nada existe sin una fuente o un punto de partida, y encontrar la fuente de todo en el universo produjo la revolución cuántica de la física. Sin embargo, el mundo cuántico arrojó una conclusión desconcertante que muchos consideraron demasiado increíble para creerla. Werner Heisenberg la enunció de manera tajante: "Los átomos o partículas elementales en sí no son reales; forman un mundo de potencialidades o posibilidades, más que uno de cosas o hechos".

Si los átomos y las partículas elementales no son reales, ¿cómo hemos llegado a serlo nosotros y todos los objetos físicos? Es tan fácil rastrear el origen del cerebro, el corazón y el hígado hasta su origen cuántico, donde desaparecen, como lo es rastrear el origen de un trozo de mineral de uranio o una molécula de agua. Responder el problemático asunto de la realidad "real" resultó demasiado esquivo, así que la física se vio obligada a levantar una barrera metafórica que divide el reino cuántico del mundo físico. Si tú, yo y todos los demás aceptamos vivir en nuestro lado de la barrera, también estamos aceptando no tener nada que ver con la realidad cuántica. Los versos de Kipling, "Oh, Oriente es Oriente, y Occidente es Occidente, y nunca los dos se encontrarán", es una reliquia victoriana que pasó de moda. A los físicos les molesta que las dos mitades de la realidad no se encuentren, porque, por lógica, solo debe haber una realidad.

Del mismo modo, solo incluyendo al cuerpo cuántico podemos saber qué es todo el cuerpo humano, no solo la parte que somos capaces de ver. Aquí debemos seguir un camino distinto al de la ciencia. En su búsqueda de la fuente última, los antiguos *rishis* (videntes) védicos de la India no empezaron "ahí fuera" con los objetos físicos, como lo hicieron los antiguos griegos cuando plantearon por primera vez la existencia del átomo. Los rishis empezaron "aquí dentro", con lo que nos hace humanos: la experiencia consciente.

Los nombres de los grandes videntes, como Patanjali y Vasishtha, se han transmitido y figuran en la portada de famosos tratados de Yoga. En Occidente, la connotación del *Yoga* es espiritual, lo que implica que se trata de tratados religiosos. Pero es más fructífero considerar a los rishis como los Einstein de la conciencia, porque se propusieron encontrar el estado básico de la realidad, exactamente igual que Einstein y los demás pioneros de la física moderna. Las dos vías —la física y la conciencia— tampoco están tan separadas como podría parecer. Pensemos en lo que han dicho tres físicos galardonados con el Premio Nobel.

> La conciencia es el fenómeno por el que se conoce la existencia misma del universo.
>
> SIR ROGER PENROSE

> Considero que la conciencia es fundamental. Considero que la materia es un derivado de la conciencia. No podemos dejar atrás a la conciencia. Todo de lo que hablamos, todo lo que consideramos existente, postula la conciencia.
>
> MAX PLANCK

> El universo empieza a parecerse más a un gran pensamiento que a una gran máquina. La mente ya no parece ser un intruso accidental en el reino de la materia... Más bien deberíamos aclamarla como creadora y gobernadora del reino de la materia.
>
> SIR JAMES JEANS

Son afirmaciones impresionantes de iconos de la ciencia que sirven para fusionar todo lo que ocurre "aquí dentro" con todo lo que nuestros sentidos perciben "ahí fuera". Algunos de los pioneros cuánticos más ilustres se convencieron de que la conciencia era fundamental en la creación.

Pero la física moderna no tomó de repente el mismo camino que los rishis védicos: el atractivo del materialismo era demasiado grande. Existía un universo de "cosas" que había que explicar en una línea que se remontaba hasta Isaac Newton. Y una figura de enorme importancia, Albert Einstein, se opuso a la conciencia centrándose por completo en la realidad física. (Lo que de verdad sintiera en privado es otra cuestión, ya que Einstein expresó su creencia de que no se podía hacer ningún gran descubrimiento científico sin un sentido del asombro, y el asombro es un rasgo de la conciencia, no de la materia).

Dos caminos se unen

A través de sus exploraciones "aquí dentro", los rishis védicos llegaron a un nivel de la naturaleza que estaba en la raíz de absolutamente todo, al que llamaron *Karana Sharir*, o "el cuerpo causal" en sánscrito. El cuerpo causal se halla en el horizonte lejano de lo que la mente humana puede conocer. Más allá se encuentra un dominio inconcebible, porque precede al espacio, al tiempo, a la materia y a la energía.

La cúspide misma de la existencia es donde comienza nuestra historia de origen. El poeta místico persa Rumi lo expresó de forma más elocuente: "Venimos girando desde la nada, esparciendo estrellas como polvo".

Si les preguntaran de dónde vienen, nadie elegiría la nada. Tradicionalmente, elegirían a Dios; desde la perspectiva médica, elegirían un único óvulo fecundado. En tiempos difíciles, los devotos no piden consuelo al *estado de vacío*, que es el término físico para "la nada". (En las últimas décadas, se ha producido un drástico descenso de la religión organizada en todas las sociedades occidentales desarrolladas, pero la necesidad de Dios persiste, aunque haya confusión sobre quién o qué puede ser Dios en el mundo moderno).

La ciencia no es consuelo. La investigación no es revelación, y mucho menos redención. Lo que ha despertado el anhelo espiritual de hoy es el callejón sin salida al que llegó nuestra visión del mundo, no el fracaso de "Dios ha muerto", sino algo más oculto: nuestra creencia de que la existencia puede explicarse sin conciencia. Debemos recoger la batuta caída que nos pasaron los pioneros de la cuántica, que a menudo tenían visiones muy evolucionadas de la espiritualidad.

Si sabes de dónde viene todo, sabes dónde puede encontrarse Dios. Así lo expresa con sincera convicción el físico moderno Freeman Dyson al contemplar el potencial de la mente humana.

> No hago ninguna distinción clara entre mente y Dios. Dios es aquello en lo que se convierte la mente cuando ha superado la escala de nuestra comprensión. Dios puede considerarse un alma del mundo o un conjunto de almas del mundo. Nosotros somos los principales ríos de Dios en este planeta en la etapa actual de su desarrollo.

Quizá más adelante crezcamos con él a medida que él crezca, *o tal vez nos quedemos atrás*.

Quedarnos atrás sería un destino terrible y para estar a la altura de Dios debemos evolucionar. Esta es la esencia de la declaración de Dyson. Es un paso tremendo fusionar el Karana Sharir, el cuerpo causal, con el cuerpo cuántico. Ofrece a todos una nueva historia de origen que satisfaría a la ciencia y a nuestro anhelo espiritual interior.

Pero, para ti, la existencia cotidiana no puede evolucionar a menos que el cuerpo cuántico te convenza personalmente. Te pedimos que cambies tus creencias; por lo tanto, hagamos una pausa para que aclares lo que crees ahora.

Cuestionario personal: ¿en qué crees?

En una hoja de papel aparte, si lo deseas, marca tu nivel de creencia en las siguientes afirmaciones, calificándolas como **Totalmente de acuerdo, Algo de acuerdo, Algo en desacuerdo** o **Totalmente en desacuerdo**.

1. Puedo aceptar que Dios no existe.
   Totalmente de acuerdo   Algo de acuerdo
   Algo en desacuerdo   Totalmente en desacuerdo

2. Ser racional es la mejor manera de vivir la vida.
   Totalmente de acuerdo   Algo de acuerdo
   Algo en desacuerdo   Totalmente en desacuerdo

3. Las experiencias espirituales son reales y valiosas.
   - Totalmente de acuerdo
   - Algo de acuerdo
   - Algo en desacuerdo
   - Totalmente en desacuerdo

4. Una experiencia cumbre o un gran momento revelador pueden cambiar la vida.
   - Totalmente de acuerdo
   - Algo de acuerdo
   - Algo en desacuerdo
   - Totalmente en desacuerdo

5. Sentirse cómodo con el cambio es muy beneficioso.
   - Totalmente de acuerdo
   - Algo de acuerdo
   - Algo en desacuerdo
   - Totalmente en desacuerdo

6. Creo que el amor es fundamental en la creación.
   - Totalmente de acuerdo
   - Algo de acuerdo
   - Algo en desacuerdo
   - Muy en desacuerdo

7. *Busca tu felicidad* es un consejo que vale la pena seguir.
   - Totalmente de acuerdo
   - Algo de acuerdo
   - Algo en desacuerdo
   - Muy en desacuerdo

8. Las habilidades paranormales son definitivamente reales.
   - Totalmente de acuerdo
   - Algo de acuerdo
   - Algo en desacuerdo
   - Totalmente en desacuerdo

9. Puedo aceptar que la oración funciona.
   - Totalmente de acuerdo
   - Algo de acuerdo
   - Algo en desacuerdo
   - Totalmente en desacuerdo

10. Los estados superiores de conciencia y la iluminación son reales.
    Totalmente de acuerdo   Algo de acuerdo
    Algo en desacuerdo   Totalmente en desacuerdo

11. He experimentado de forma personal fenómenos que no puedo explicar de forma racional.
    Totalmente de acuerdo   Algo de acuerdo
    Algo en desacuerdo   Totalmente en desacuerdo

12. El ser humano sigue evolucionando.
    Totalmente de acuerdo   Algo de acuerdo
    Algo en desacuerdo   Totalmente en desacuerdo

Evalúa tus respuestas

No hay respuestas incorrectas a ninguna de estas preguntas, pero ofrecen un buen perfil de tus creencias personales. Las respuestas de la mayoría de la gente tenderían hacia "Algo de acuerdo" o "Algo en desacuerdo", lo que refleja el estado general de confusión que impregna la sociedad moderna. El debilitamiento de los valores tradicionales ha conducido a una especie de limbo en el que las creencias coexisten con la incertidumbre.

Sin embargo, según una estimación, una fuerte tendencia opuesta, agrupada a grandes rasgos en las creencias de la Nueva Era, ha afectado a casi un tercio de los estadounidenses. Si tus respuestas tienden a "Totalmente de acuerdo", es probable que te identifiques con este grupo, para el que lo paranormal, por ejemplo, es totalmente posible. Simpatizas con un nuevo paradigma que mejoraría la sociedad y conduciría a una mayor evolución de la humanidad. Pero, al mismo tiempo, quizá también estés de acuerdo en que la racionalidad es una buena guía para la vida personal, porque no simpatizas con el dogma religioso ni con la fe no demostrada.

Si tus respuestas tienden a "Totalmente en desacuerdo", lo más probable es que te identifiques con el materialismo y la ciencia dominante. Sin embargo, quizá estés totalmente de acuerdo en que la racionalidad es la mejor guía para la vida, porque tienes una fuerte tendencia escéptica. Para ti, "demuéstralo" es el estándar que se debe alcanzar. Tal vez los demás te consideran obstinado y rígido en tu sistema de creencias, pero desde luego no te ves así a ti mismo.

Si empiezas a verte conectado a la realidad cuántica estás dando un gran paso adelante. Superar el punto ciego que acosa a muchos científicos —el punto ciego que no puede ver lo importante que es la conciencia en el esquema de la creación— también te pone por delante de la gran mayoría de la gente. El camino hacia la realidad cuántica está por completo en la conciencia. Acepta este hecho y todo lo que tenemos que decir encajará con facilidad.

EL FLUJO DE LA VIDA

Hay dos formas de buscar el origen de la vida. Una se centra en el pasado; la otra, en el aquí y ahora. El pasado contiene las reliquias de los microbios, las minúsculas motas incrustadas en rocas antiguas, que son las primeras huellas de la vida, aunque, por supuesto, ya no estén vivas. Sin embargo, la vida fluye ahora mismo sin cesar desde su origen. Estás conectado al origen de la vida cada segundo. Si no lo estuvieras, ninguna cantidad de nutrientes, agua y oxígeno —los materiales básicos para que una célula sobreviva— serviría de nada. Yacerían inútilmente en los ríos, los mares, el suelo y la atmósfera, empujándose unos a otros al azar sin la menor evidencia de vida.

En el viaje de tu cuerpo cuántico a tu cuerpo físico ocurre algo milagroso. La "materia" sin vida que yace alrededor se vuelve creativa. Muestra conciencia. Empieza a tomar decisiones inteligentes. Para un neurocientífico, estos rasgos no existen sin el cerebro humano, pero es muy engañoso considerar al cerebro como la fuente de la creatividad, la conciencia y la inteligencia. La mejor prueba es que todos estos rasgos pertenecen a la vida misma, y pueden estar muy avanzados en criaturas que durante mucho tiempo han sido despreciadas.

Entre los que se podrían considerar como "cabezas de chorlito", una colonia de cuervos de una isla en Indonesia ha aprendido a utilizar palos puntiagudos para desenterrar larvas de sus escondites bajo la corteza de los árboles. Esto se considera una hazaña extraordinaria, porque los cuervos tienen cerebros diminutos y, sin embargo, han dado un salto conceptual. Observaron las ramitas puntiagudas y se dieron cuenta de su potencial como herramientas. El mismo salto conceptual dieron los homínidos prehistóricos cuando empezaron a astillar fragmentos de pedernal para fabricar los primeros cuchillos y herramientas de raspado. En consecuencia, el mismo descubrimiento entre los cuervos molesta a muchos biólogos, pero, en realidad, un cuervo común puede abrir cerraduras complejas para obtener una recompensa alimenticia y, si se alteran las piezas de la cerradura, puede averiguar la nueva solución para abrirla al primer intento.

En cambio, los perros y los gatos fracasan de manera estrepitosa a la hora de abrir un simple pestillo para conseguir una recompensa alimenticia. Sin embargo, cada criatura posee su propia mezcla de creatividad, conciencia e inteligencia. Un perro reconoce a su amo, le muestra afecto, obedece órdenes complicadas y, si resulta ser un border collie de gran talento llamado Chaser, aprende un vocabulario muy superior al de los niños pequeños. El vocabulario de los niños pequeños es de 10 a 50 palabras a los 18 meses de edad, 300 palabras a los dos años y 450 palabras a los dos años y medio. A Chaser, que vivió hasta los 15 años antes de fallecer en Carolina del Sur en 2019, su compañero humano, el profesor John W. Pilley, le enseñó mil palabras.

Tu vocabulario de niño explotó a partir de los dos años, pasando de 300 a 1 000 palabras a los tres. Chaser tardó toda su vida en aprender a identificar mil juguetes distintos por su nombre: Pilley acumuló esta montaña de juguetes y le asignó un nombre único a cada uno.

Pero los números no llegan al meollo del asunto. Para que un perro adquiera un vocabulario debe ser creativo para dar el salto al lenguaje humano. Debe ser consciente para procesar lo que oye, y debe ser inteligente para recordar y aplicar su vocabulario. Los border collie son los campeones en la construcción de vocabulario, pero al menos unos pocos han dado otro paso creativo. Pueden ver la foto de un juguete e irlo a buscar a otra habitación sin escuchar una sola palabra.

Inteligencia creativa

No existe un modelo adecuado en biología o comportamiento animal para explicar semejante salto de creatividad, conciencia e inteligencia. De hecho, estos rasgos tampoco tienen explicación en los seres humanos. Simplemente los damos por sentados. Utilicemos un término sencillo, *inteligencia creativa*, para describir una parte tan esencial de la vida. (El término ya se introdujo en la primera parte de este libro como un aspecto crítico del bienestar). El flujo de la inteligencia creativa es una de las experiencias más placenteras que se pueden tener. Tú ya has tenido destellos de eso cada vez que haces algo creativo.

En un momento creativo, sea cual sea, te sientes relajado y abierto. Te concentras en lo que estás haciendo —cocinar, tejer, pintar, tocar piezas de Mozart en el piano— sin distraerte. Hay una sensación de libertad y satisfacción. Este estado, que también está presente en la meditación profunda, puede correlacionarse con la actividad de las ondas alfa en el cerebro. Sin embargo, estos indicios son muy difíciles de encontrar, sobre todo cuando se trata de una creatividad excepcional.

La teoría de la relatividad de Einstein es considerada por muchos el mayor avance científico de todos los tiempos realizado por una sola mente. A la muerte de Einstein en 1955 un patólogo local de Princeton, Nueva Jersey, extrajo el cerebro de Einstein, lo diseccionó y envió fotografías de cada parte diseccionada para su estudio. (El resto del cerebro se donó a un museo de la Universidad de Princeton en 1998). Como es natural, los anatomistas sintieron curiosidad por descubrir cómo era el cerebro de un genio supremo, pero el primer análisis completo de las fotografías no se produjo hasta 1999, cuando se informó, según un resumen en internet, de que "los lóbulos parietales de Einstein —implicados en la cognición matemática, visual y espacial— eran 15% más anchos que los lóbulos parietales normales". Incluso si se cree que una diferencia tan pequeña puede explicar la diferencia entre un genio y una persona normal, ¿en qué parte del tejido cerebral de Einstein reside la teoría de la relatividad general, o dónde residió alguna vez? También está la cuestión de otras personas con lóbulos parietales más grandes que no cambiaron el mundo con sus brillantes ideas.

Vivir en *chit akash*

Pero el misterio es mucho más profundo. Poco después de que la teoría de la relatividad de Einstein sacudiera los cimientos de la ciencia, un físico llamado Hermann Minkowski hizo una declaración profética: "A partir de ahora, el espacio por sí mismo y el tiempo por sí mismo están condenados a desaparecer". Eso fue en 1908, pero seguimos paseando por el amplio espacio que hay en todas partes y mirando nuestros relojes para saber qué hora es. Se podría comparar la situación con la de alguien que insiste en vivir en su casa después de que esta haya explotado y sido desechada. Si eliminamos el tiempo y el espacio, la realidad cotidiana deja de existir. Tampoco existe la inteligencia creativa que, al fin y al cabo, forma parte de la realidad cotidiana.

Los rishis védicos describieron otro tipo de espacio, donde la inteligencia creativa fluye con libertad y siempre es accesible. Lo llamaron *chit akash* en sánscrito, que se traduce en líneas generales como "espacio mental". Sin embargo, lo que significa es la gama infinita de la conciencia. Para los rishis, el cuerpo causal se encuentra en chit akash, al igual que el cuerpo cuántico, aunque la física aún no haya llegado tan lejos. No puede reconocer el "espacio mental" hasta que la conciencia se convierta un tema respetable que la física pueda abordar.

Chit akash alberga la inteligencia creativa. Está detrás del telón de la realidad cotidiana como un coreógrafo invisible que les dice a los bailarines lo que tienen que hacer, aunque nunca aparezca en escena. Una vez que te das cuenta de la ventaja de vivir en chit akash, el mundo cotidiano pierde su encanto seductor. Todo lo bueno de tu vida es mejor ahí.

Podemos dar muchas razones para ello, pero se reducen a una: chit akash es donde toda posibilidad creativa comienza a florecer. Sea cual sea el proceso que examinemos, desde un solo latido del corazón hasta el cerebro entero, la inteligencia creativa debe entrar en acción. Para ello, surge un impulso en chit akash y acumula suficiente energía para crear una acción física que se puede ver, sentir y medir.

Lo mismo sucede con la actividad mental. Te sumerges en el chit akash para encontrar tu próximo pensamiento. Pero la palabra *mental* se queda corta, porque cuando el ADN se divide o una parte del músculo cardiaco se mueve, la inteligencia está actuando. Esta inteligencia es tácita y silenciosa, pero infinitamente creativa. Si ampliamos el panorama, toda la naturaleza es inteligente, porque nada puede ocurrir en el cosmos sin pasar por el chit akash.

Te has topado con nueva terminología, pero esto es secundario. Lo principal —lo que te hará querer explorar el chit akash— es que puedes aumentar el flujo de inteligencia creativa. Este flujo se mueve dentro, alrededor y a través de ti ahora mismo. Donde quiera que vayas, hay una elección creativa que hacer. En el mundo físico, puedes pulsar un interruptor y las luces se encienden. En el chit akash pulsas un interruptor en la conciencia y ocurre mucho más.

Los regalos de chit akash

- Sabiduría
- Poder organizador
- Energía dinámica
- Flexibilidad infinita
- Intención
- Un camino claro para alcanzar cualquier meta
- La realización del deseo
- Capacidad para corregir errores
- Poder curativo

Todo lo anterior es real. Si no lo fuera, en su infancia el universo nunca habría surgido de la sopa cuántica y el plasma hipercaliente. En términos más terrenales, tú seguirías siendo un simple óvulo fecundado en el vientre de tu madre. Sigamos el flujo de la inteligencia creativa a partir de ahí. Una sola célula arriesga su cómoda existencia al dividirse en dos, un proceso que la desgarra, empezando por su ADN. Pero un óvulo fecundado tiene la sabiduría para emprender este peligroso viaje y el conocimiento genético para llevarlo a cabo. El gestor de energía dentro de una célula, conocido como "mitocondria", suministra la energía para la división celular. La sopa arremolinada de proteínas y enzimas se organiza con el fin de ser suficiente para dos células recién nacidas. Cuando las máquinas moleculares empiezan a descoser la doble hélice de ADN, hay una intención en marcha y un camino claro hacia la meta. Cualquier error incipiente se corrige con un grado de precisión microscópica, y al crear dos hebras de ADN a partir de una, se sana esa división. Tal vez necesites que te convenzan de que todo esto es una prueba de inteligencia creativa, pero tus células ya están convencidas.

La única prueba que realmente convence a alguien es la prueba personal. Detente un momento y elige algo que se te dé bien crear, ya sea un platillo delicioso que hayas inventado, una pieza de carpintería, un texto de escritura creativa o una pintura: cualquier cosa que te absorba de verdad.

A continuación, desvela su esencia repasando los dones de chit akash para ver cómo se aplican (no necesariamente todos). Una vez que tengas en mente una salida creativa, pregúntate lo siguiente:

- ¿Cómo entra en juego la *sabiduría*, es decir, la acumulación de habilidades y conocimientos?
- ¿Hasta qué punto son *organizadas* y *eficaces* tus acciones a la hora de crear?
- ¿*Ganas energía* con ello?
- ¿Te gusta ser *flexible* y *espontáneo* a la hora de crear?
- Cuando inicias algo con una *intención*, ¿lo haces de forma fácil y agradable?
- ¿Tu creatividad te hace sentirte *realizado*?
- ¿Se te da bien aprender de tus *errores*?
- ¿Existe una sensación de *sanación* y *plenitud* en tu creatividad?

Si tienes la suerte de sentirte inspirado por lo que haces, a nivel de chit akash todos estos elementos encajan. Eres un creador y participas en la experiencia creativa. Entonces entra un nuevo sentimiento: te encuentras fuera de ti mismo y observas cómo el impulso creativo parece funcionar por sí solo. Las raíces latinas de la palabra *éxtasis* se refieren a esta sensación de estar fuera.

Cuanto más amplíes tu conciencia, más te apoyarás en el flujo de la inteligencia creativa. De este modo, el éxtasis se convierte en una forma normal de vida, en lugar de una experiencia inusual o extraordinaria.

La inteligencia creativa no deja huellas en el mundo físico, pero ha estado íntimamente ligada a ti durante toda tu vida. A veces te has centrado en poner a prueba tus capacidades, que es lo que sucedió durante los años de la lactancia y la primera infancia. Aprender a caminar es una nueva gran aventura de creatividad aplicada: el equilibrio, la coordinación, el control motor y la visión deben unirse de una forma totalmente nueva. Después, empezaste a utilizar la inteligencia creativa de manera más consciente: aprendiste a leer, a moverte por el gran mundo, a relacionarte con otras personas fuera de tu familia.

Solo si prestas atención consciente a los dones del chit akash puedes vivir con la completa seguridad de que el flujo de la inteligencia creativa te está apoyando. Sin que lo sepas, la maestría completa está a tu alcance. Esa es la fascinante posibilidad que abordaremos a continuación.

TRAZA EL MAPA DEL MILAGRO

Si un óvulo fecundado en el vientre materno está en pleno dominio de la inteligencia creativa, ¿por qué no lo estamos nosotros? El problema radica en uno de los atributos de la inteligencia creativa: *un camino claro para alcanzar cualquier meta*. Todo el mundo ha experimentado reveses y decepciones en el pasado, y estos dejan una huella en la memoria. Cada huella —un regaño de los padres, un mal resultado en un examen de la escuela, ser ignorado por alguien de quien estabas enamorado— actúa como un microchip, que envía la misma señal una y otra vez.

La repetida señal desalentadora dice: "No puedes. No funcionará. Te esperan problemas. No te arriesgues". Imagina a una niña con edad suficiente para ir sola al colegio. Avanza por la acera y, de repente, de la nada, alguien escondido entre los arbustos le lanza una pelota para jugar a los "quemados". La niña sale ilesa, pero cada pocos metros unas manos invisibles le lanzan otro balón.

No importa que unas pelotas acierten y otras fallen. La niña entra en un estado de ansiedad, a la espera de la próxima amenaza que llegará de forma imprevisible. Esta es la situación psicológica en la que nos encontramos todos. Estamos atentos a las amenazas imprevisibles y un microchip oculto emite su angustiosa advertencia. "No puedes. No funcionará. Te esperan problemas. No te arriesgues". Lo que vuelve la situación aún más perniciosa es que la niña que camina hacia la escuela seguirá ansiosa, aunque dejen de lanzarle balones. El espectro del peligro es suficiente.

Esta sombría configuración parece volver imposible encontrar un camino claro a través del chit akash, el espacio mental por el que todo el mundo debe abrirse camino cada día. Pero la realidad es otra. Puedes dominar todos los aspectos de la inteligencia creativa. La clave está en comprender cómo funciona realmente el flujo de la vida. El mapa es muy sencillo.

Cuerpo cuántico/Cuerpo causal ➡
Chit akash ➡ Cuerpo físico

Todo lo que la inteligencia creativa te trae sigue esta ruta. Un impulso se origina en el cuerpo cuántico o causal. Puede ser un impulso consciente, como querer salir a disfrutar de un brillante día de primavera, o un impulso totalmente inconsciente, como el que mantiene latiendo los músculos de tu corazón. El mismo flujo se aplica a ambos. Se mueve a través del chit akash antes de llegar a tu cuerpo físico.

Suceden muchas cosas cuando cualquier impulso realiza este viaje desde la causa primera hasta el resultado final. En pocas palabras, se produce un milagro. Cada impulso sabe lo que debe hacer, hacia dónde se dirige y cómo se relaciona con otros miles de impulsos que genera el cuerpo cada segundo. Sin este conocimiento, una semilla no podría convertirse en flor. Si se corta una semilla, no se ven tallos, raíces, hojas ni flores en forma microscópica. Solo se ven sustancias químicas orgánicas dispuestas de una determinada manera a través de la genética. Esta masa de sustancias químicas brota y se despliega según procesos biológicos bien conocidos. Lo misterioso es cómo se transforman las sustancias químicas para producir un tallo de trigo en lugar de un rosal. El ADN que diferencia el trigo del rosal es solo un esbozo. No sabe cómo hacer una planta, igual que el plano de tu casa no sabe cómo construirla.

La inteligencia creativa suministra de forma invisible el conocimiento necesario y lo hace en tiempo real, sobre la marcha, sin equivocarse. Prueba de ello es el cerebro embrionario cuando aún estaba en el útero. Al cabo de unos días, un óvulo fecundado se ha dividido suficientes veces para formar una masa de células conocida como cigoto. No hay un cerebro microscópico en la masa, pero de alguna manera debe crearse un cerebro. Esto ocurre cuando el cigoto se convierte en embrión. Es fácil ver cómo empiezan a formarse los brazos, las piernas, el tronco y la cabeza.

Sin ser vistas, y de manera bastante milagrosa, las células madre siguen su camino destinado a diferenciarse en células cardiacas, hepáticas, cerebrales, etcétera. En el caso del cerebro, el proceso es extraño, porque una vez que una célula madre sabe que es una neurona, debe viajar a la parte del cerebro a la que pertenece, como la corteza visual, el bulbo raquídeo o los lóbulos frontales. Revolotear entre una multitud de neuronas no es suficiente. En su lugar, hay filamentos que funcionan como vías, conocidos como "glía radial". Las neuronas que migran utilizan esto como un andamio para encontrar y mantener su lugar en el cerebro en desarrollo.

Por muy extraordinario que sea el proceso, hay un misterio en cómo las células gliales, que no son lo mismo que las neuronas, saben cuáles son las ubicaciones correctas. Hay cientos de localizaciones específicas en el cerebro. Por ejemplo, un minúsculo grupo de células te permite reconocer que esa determinada casa es donde vives. La única respuesta viable es la inteligencia creativa que te ha estado creando desde el instante en que fuiste concebido.

Los cinco *koshas*

Cartografiar el flujo de la inteligencia creativa está abierto a detalles aún más finos: al desvelar cada etapa de la creatividad descubrirás que existes en más de una dimensión. Según la tradición védica, cada uno de nosotros tiene cuerpos sutiles que existen en la conciencia. Cada cuerpo te pertenece y lo experimentas de diferentes maneras.

Se llaman *koshas*, o "envolturas", en sánscrito. Los koshas te dan cinco cuerpos, de los cuales el cuerpo físico es el menos importante porque es el punto final, donde la conciencia de ti mismo se oculta de su fuente cuántica. Los cinco koshas son:

> **Cuerpo físico:** *Annamaya kosha*, una envoltura de la capa externa, a veces denominada "envoltura alimentaria".
> **Cuerpo energético:** *Pranamaya kosha*, la envoltura creada por el aliento sutil o energía vital (prana).
> **Cuerpo mental:** *Manomaya kosha*, la envoltura creada por la mente.
> **Cuerpo de sabiduría, o cuerpo del intelecto:** *Vijñānamaya kosha*, la envoltura creada por el conocimiento interior.
> **Cuerpo de dicha:** *Anandamaya kosha*, la envoltura compuesta por la conciencia de la dicha antes de que surja cualquier forma.

No te preocupes por la terminología sánscrita. Lo importante de los koshas es que trazan el proceso creativo que tiene lugar en ti, a tu alrededor y a través de ti. Tu experiencia cambia según el nivel de existencia (cuerpo) en el que pongas tu atención. Si te centras en el mundo físico "externo", estás habitando una parte de ese mundo —el cuerpo físico— que se convierte en una cosa en un universo de cosas. La conciencia de ti mismo no es necesaria, ni siquiera deseable. Tu principal actividad en el mundo físico consiste en evitar el dolor y buscar el placer. Desde esta perspectiva, el cuerpo es una máquina, incluido el cerebro. Si te piden que expliques cómo funciona el mundo, recurres al materialismo, que descompone todos los fenómenos en el aparato físico que los hace funcionar.

Los cinco koshas completan el mapa de cómo la conciencia lo crea todo. El punto de partida es la conciencia pura, que no tiene cualidades, y luego todo el proceso procede como se muestra en el siguiente diagrama.

Conciencia pura ➡ Conciencia de la dicha ➡ Sabiduría/Intelecto ➡ Mente ➡ Energía vital (Prana) ➡ Mundo físico

Saber que la creación se desarrolla de esta manera tiene un valor incalculable. Pone las herramientas de la creación en tus manos. La mayoría de la gente crea la historia de su vida sin saberlo. Juntan fragmentos con una mezcla de acciones, pensamientos y emociones conscientes e inconscientes. "Odio X" y "Odio Y" impulsan sus deseos. Las heridas y los logros del pasado dictan su comportamiento en el presente. Sin embargo, dentro de esta mezcla de lo consciente y lo inconsciente, todo el mundo ha tenido vislumbres de cómo se desarrolla la creación.

La conciencia pura se revela como la brecha silenciosa entre los pensamientos, en la meditación profunda y en los momentos de paz completa.

La conciencia de la dicha se manifiesta en momentos de alegría, éxtasis, inspiración y asombro.

La sabiduría se evidencia en momentos de entendimiento e intuición.

La mente se expresa en la actividad mental.
La energía vital se manifiesta en la sensación de estar vivo.
El mundo físico es evidente para los cinco sentidos.

El propósito de trazar una línea entre la sabiduría y la mente es que todo lo que está por debajo de la línea —la mente, la energía vital y el mundo físico— está constantemente con nosotros. La mayoría de las personas solo son vagamente conscientes de los niveles superiores de sabiduría, de la conciencia de la dicha y de la conciencia pura.

Recibimos energía para seguir vivos y prosperar si podemos. Estas funciones se organizan en el cuerpo energético. Si estás tan deprimido que te sientes apático y sin propósito, tu cuerpo energético se ha agotado. En ese caso, no importa que tu cuerpo físico funcione con normalidad (o casi, ya que la depresión tiene efectos secundarios físicos).

Por instinto puedes sentir cuando tu energía está baja o agotada, lo que indica que el cuerpo energético no es tan inerte como implica el término *envoltura* o *caparazón*, otra definición de *kosha*. La conciencia de ti mismo se eleva cuando empiezas a pensar, entrando en la región del cuerpo mental. Pensar es tan básico para la existencia que el filósofo francés René Descartes hizo la célebre declaración: "Pienso, luego existo" (*Cogito ergo sum*, en latín). Eso es discutible. Los rishis védicos invertían la lógica: *Existo, luego pienso*. Pero dejando a un lado la filosofía, la mente es el siguiente eslabón de la cadena de la creación.

La conciencia de uno mismo alcanza su punto álgido en la sabiduría, y el cuerpo de la sabiduría, también llamado "cuerpo del intelecto", te da la capacidad de saber. No solo para conocer hechos concretos, como que Yamena es la capital del país africano Chad o que los glóbulos rojos son las únicas células del cuerpo que no contienen ADN. Detrás de todo lo que se sabe está, en primer lugar, la capacidad de saber. La sabiduría entra en escena porque los rishis se centraron en el conocimiento innato que no necesita aprenderse, como razonar, amar, mostrar empatía, tener entendimiento, discernir la verdad de la mentira y crear algo nuevo, junto con la capacidad de asombro, la curiosidad y el descubrimiento. La sabiduría no debería considerarse excepcional, pero se vuelve excepcional cuando las personas carecen de conciencia de sí mismas. Para ser sabio hace falta una gran conciencia de uno mismo.

El kosha más sutil es el cuerpo de la dicha. En términos védicos, la "materia" de la creación no es material, sino consciente. De hecho, la conciencia pura es la matriz de la creación. Esto no es algo que puedas razonar con el intelecto o alcanzar en la experiencia cotidiana. La conciencia pura se revela en la meditación profunda como una especie de dinamismo en el corazón de la creación. La forma en que canalizamos este dinamismo es a través de la experiencia de la dicha. La dicha es más que alegría o éxtasis. La dicha es una vibración primaria dentro de una experiencia cumbre. Está envuelta en una epifanía cuando alguien de repente "ve la luz".

Los cinco koshas agrupan de manera conveniente tu vida en niveles. Lo bien que vayas resolviendo estos niveles determinará en gran medida cómo se desarrollará la historia de tu vida. La conciencia de ti mismo puede llevarte tan lejos como la mente humana, a regiones de descubrimiento y curiosidad, una vez que alcanzas el cuerpo de la sabiduría. El mundo ha visto gente increíblemente creativa —se dice que Picasso hacía una obra de arte cada día—, pero también es creativo tener entendimiento, sentir autoestima, y saber cómo vivir y ser amado.

En su recopilación de datos, la ciencia moderna ignora los koshas más sutiles que no son físicos, excluyendo todo, excepto las mediciones físicas y las investigaciones confinadas al mundo material. Aun así, es imposible producir buena ciencia sin entendimiento, descubrimiento y curiosidad. La realidad tiene una forma de funcionar al margen de las reglas. Einstein tenía cosas elocuentes que decir al respecto, como la siguiente: "Lo más bello que podemos experimentar es lo misterioso. Es la fuente de todo arte y ciencia verdaderos. Aquel a quien esta emoción le es ajena, que ya no puede detenerse para maravillarse y permanecer embelesado, está como muerto; sus ojos están cerrados".

Mantenemos los ojos cerrados mientras nos aferramos al mundo material como único hogar y a la supervivencia como meta de la evolución. La supervivencia es una motivación poderosa y todos atendemos a su llamado. Pero en cuanto aprendes sobre los koshas se vuelve evidente que los seres humanos somos multidimensionales. Cada dimensión nos permite expandir nuestra conciencia sin límites.

Un comienzo práctico es dedicar tiempo cada día a las cosas que más valoras en la vida. ¿Qué ideas te intrigan? ¿Cuál es una salida creativa deseable? ¿Cómo puedes inspirarte? Tu objetivo es una vida creativa, todo lo contrario de una vida regida por la rutina, la costumbre y la opinión recibida. Regálate la experiencia que necesitas para escapar del confinamiento del cuerpo físico. He aquí algunos puntos a tener en cuenta.

- Visualiza el color azul en tu mente. Ahora camina por la habitación, teniendo presente el color. Pregúntate si el azul se fue a alguna parte solo porque tu cuerpo lo hizo.
- Mientras lavas los platos o te das un baño, trae a tu mente un recuerdo feliz. Pregúntate si tu memoria se moja cuando se moja tu cuerpo.
- Canta para tus adentros una canción favorita, una melodía que conozcan millones de personas. Pregúntate si la melodía es

tuya o si es una experiencia compartida en la conciencia colectiva. Como parte de la conciencia colectiva, no te sientes menos tú mismo. De hecho, si alguna vez has ido a un concierto y te has dejado llevar por el disfrute del público, ¿no te sientes más intensamente vivo, más tú mismo?

- Lee un poema, un escrito espiritual o un fragmento de sabiduría que te inspire. Un "yo" individual pronunció esas palabras, pero ¿qué se necesitó para crear la inspiración? Ningún individuo, ni siquiera una cultura. La inspiración es innata. La sientes cuando la sientes, es un momento de reconocimiento espontáneo que no fue inventado por ti ni por nadie.

Estos son pequeños ejemplos de cómo reivindicar tu verdadera naturaleza multidimensional.

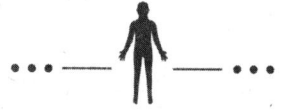

TERCERA PARTE

Amplía tu conciencia: siete avances cuánticos

LA PROMESA DE UN GRAN AVANCE

Esta sección del libro pretende ayudarte a experimentar un gran avance o un momento revelador. Un avance genera un cambio como nada más puede hacerlo. De repente ves algo que nunca habías visto.

Lo contrario de un gran avance es la inercia, la rutina, el hábito y la normalidad. La rutina es cómoda: todos vivimos 90% de la vida cotidiana siguiendo pautas fijas y hábitos inconscientes con pocas desviaciones. Pero vivir así tiene un defecto fatal: si sigues haciendo lo mismo de siempre, obtendrás el mismo resultado, ya que las rutinas y los hábitos imposibilitan los avances.

La vida cotidiana te impide saber con total certeza quién eres y por qué estás aquí. Todo el mundo experimenta en algún momento ataques de inseguridad, duda, confusión y conflicto interior, y para superarlos puedes hacer una de estas dos cosas.

Puedes crear una serie de hábitos, rutinas y creencias que sirvan para reforzar la historia que has elegido vivir. Sin saber por qué existe tu historia, te aferras a ella. La motivación oculta detrás de todas las historias es hacer que la personalidad del ego se sienta real, para que avances sin sentirte inseguro todo el tiempo.

La otra opción es buscar avances que conduzcan a la expansión de la conciencia; no un único momento revelador, sino muchos. Cada uno de ellos te acerca a tu fuente cuántica, permitiéndote decir cada vez con más confianza: "Sé quién soy". En otras palabras, experimentas un cambio de identidad que no puede producirse de golpe. Es un proceso evolutivo. O como los videntes védicos declararon: "Esto no es conocimiento que aprendes. Esto es conocimiento en el que te conviertes".

Justo debajo de la superficie, dos fuerzas se disputan tu atención, aunque quizá no seas consciente de ellas. Una es la fuerza de la inercia; la otra, la fuerza de la evolución. La inercia intenta que todo siga igual; la evolución intenta explorar lo nuevo y lo desconocido. Puedes dejar que estas fuerzas actúen sin intervenir. El resultado, sin embargo, escapará a tu control. La evolución es una elección creativa. Puedes entrar en lo nuevo cuando quieras, pero el proceso debe desarrollarse de manera natural. No hay dos personas que evolucionen por el mismo camino.

> *Es posible evolucionar sin miedo a lo desconocido. Asumir riesgos no es necesario ni útil. En cambio, conforme conectas con la realidad cuántica, esta te guía desde tu interior. La belleza de un gran avance es que surge en el momento adecuado, como si los mecanismos de una cerradura se hubieran alineado de repente. Para que eso ocurra, algo en algún lugar debe saber quién eres tú y prever qué es lo mejor para ti. Tu mente pensante no posee este conocimiento: está preocupada por tu historia y por mantenerla en marcha. Tu mente inconsciente tampoco puede albergar este conocimiento, ya que contiene miedos reprimidos, viejas heridas y años de condicionamiento.*

El único candidato para saber quién eres realmente se encuentra en el nivel donde se crean todas las experiencias. Para este momento, ya te habrás dado cuenta de que este nivel de existencia es el cuerpo causal o el cuerpo cuántico, uno es el antiguo término védico, el otro es el término científico moderno, pero son equivalentes. Una vez que te conectas con tu cuerpo cuántico, te conectas con la realidad "real", ya que aquí todo es posible.

Ahora tienes que hacer de esta promesa una realidad viva.

Cómo funciona esta sección

Esta sección solo funcionará si estás dispuesto a evolucionar. Por lo tanto, es crucial tener en cuenta lo que no es la evolución.

- No es lo mismo que la historia que estás viviendo ahora.
- No es algo que se consiga pensando.
- No es dolorosa ni da miedo.
- No es un proceso de superación personal.

El último punto podría darnos qué pensar: la mayoría de la gente no busca evolucionar. Prefieren mejorar su historia, lo cual es deseable con toda seguridad. Tu historia tiene dos caras: una positiva y otra negativa. ¿Quién no querría aumentar la positiva? Pero desde la perspectiva cuántica, la mejor historia del mundo, la que no contiene nada negativo en absoluto, es simplemente una mejora de la ilusión. La autosuperación tiene lugar al nivel de la personalidad del ego. Tal vez tu vida mejore en la superficie, pero no te ayudará a comprender quién eres realmente.

La perspectiva de la evolución pone nerviosa a la personalidad del ego. Le angustia que su sensación de seguridad construida con todo cuidado se vea amenazada, pero el ego solo puede construir una falsa seguridad. Un dicho védico declara: "Elimina todas las ilusiones y lo que quede debe ser real". Lejos de ser una amenaza, la evolución cruza el umbral hacia la dicha, el amor, la compasión, la verdad, la belleza y la creatividad. Una vez iniciado el viaje, puedes vivir toda tu vida a través de ese umbral.

La realidad cuántica es atemporal y, por lo tanto, la evolución nunca termina. Crea un arco ascendente hasta que llegas al lugar donde puedes decir, como los rishis védicos: "Aquello que mira a través de tus ojos es Dios. Mira cualquier cosa y verás a Dios".

#1

LA REALIDAD ES EXPERIENCIA

Las ideas más revolucionarias pueden parecer muy simples. La realidad es experiencia. Al principio, esta idea parece obvia. La luz es real porque se puede ver, lo cual es una experiencia. El sonido es real porque se puede oír, es otra experiencia. Pero hay una carga de profundidad oculta en esas dos afirmaciones. La luz no es real si no se ve y el sonido no es real si no se oye.

Amplíalo a los cinco sentidos y lo que obtienes es explosivo: *nada puede ser real sin una experiencia.*

Si esa afirmación es cierta, el mundo se pone de cabeza. Estamos condicionados a creer que la realidad es independiente de la experiencia. La ciencia afirma que los componentes básicos del cosmos son físicos. Desde las partículas subatómicas hasta la galaxia más lejana, a miles de millones de años luz de distancia, no se encuentran más que "cosas" grandes y pequeñas. Estas cosas se asumen como reales sin cuestionarlas. Si se amontonan las cosas más simples, empiezan a aparecer cosas más grandes. Los quarks acaban dando lugar a las galaxias y el ARN, al ADN humano.

Parece absurdo que este punto de vista pueda inducir a error. El fallo solo se revela yendo a la *causa* de todo, no a la *materia* de todo. La materia de un violín es la madera, el pegamento y las cuerdas, pero la causa de un violín —su única razón de existir— es la música. Sin la experiencia de la música, un violín no sería más que un tope para una puerta. Del mismo modo, toda la realidad se justifica solo por lo que experimentamos.

Experimentamos la música incluso sin el más mínimo conocimiento de cómo se hace un violín. Experimentamos la vida sin tener una licenciatura en Química. Un escéptico podría argumentar que la gravedad o la velocidad de la luz no necesitan ser experimentadas; la gravedad y la velocidad de la luz existen desde el Big Bang hace 13 800 millones de años. Pero si se le da la vuelta a esa proposición, uno se da cuenta de que nada acerca de la gravedad o la velocidad de la luz significa algo hasta que afecta a un ser humano. La gravedad te afecta cuando te caes o tiras una moneda desde lo alto del edificio Empire State, cosa que no puedes hacer. (La gente avienta tantas monedas desde lo alto del Empire State que se construyó la plataforma de observación para que las monedas aterricen en una superficie plana antes de llegar a la calle. Por fortuna, incluso sin esta protección, una moneda que avienten desde lo alto del Empire State no puede hacerte daño).

La forma en que se asocia la gravedad con la caída hace que parezca una fuerza que tira de los objetos hacia el suelo, pero la gravedad no es una fuerza. Como lo dejó claro Einstein con la teoría de la relatividad general, la gravedad en realidad es una curvatura del espacio-tiempo. Solo se le llama "fuerza de gravedad" por comodidad, igual que decimos *amanecer* y *atardecer* aunque el Sol no se mueva por el cielo.

Cuando se explora la naturaleza con suficiente profundidad, las cosas físicas que parecen tan fiables se desvanecen. A nivel cuántico, las partículas subatómicas aparecen y desaparecen. Al hacerlo, se llevan consigo el espacio y el tiempo, durante la fracción más pequeña de un milisegundo. También aquí surge la gravedad. ¿Cuál es su causa? Esa es la pregunta correcta, porque ahora estamos en el nivel del cuerpo causal, y solo la causa raíz revelará la verdad sobre cualquier cosa.

¿El cuerpo causal también es una experiencia? No. El cuerpo causal es donde la existencia se prepara para crear experiencias. Tu mente, que es un tráfico de experiencias, no puede comprender su propia creación, del mismo modo que un bebé no puede recordar nada de lo que le sucedió antes de nacer. Sin embargo, mientras estés en el reino de la creación, la mente es inseparable de cómo funciona la creación. En otras palabras, la creación cósmica tiene un componente humano.

Se trata de una idea innovadora porque desafía la noción aceptada de que el universo está separado y es independiente de nosotros. Para hacerlo más personal, pregúntate por qué tienes un cuerpo. ¿Es una masa independiente de células, tejidos y órganos que existe por sí misma? ¿O es una prolongación de ti? La segunda respuesta tiene más sentido. Una pista nos la ofrece un extraño fenómeno médico que afecta a los pacientes a quienes les trasplantan un corazón. Después de la operación, cierto número de estos pacientes experimentan alucinaciones e incluso psicosis temporal.

Un número mucho menor afirma que de repente tiene recuerdos que no son suyos, y hay evidencia que apunta a la posibilidad de que estos recuerdos en realidad pertenecieran a la persona que murió y donó su corazón. Si el corazón humano fuera solo un bulto de músculo palpitante, estos fenómenos no deberían existir. Es casi como si el paciente que experimenta los recuerdos de un desconocido hubiera recibido un trasplante de cerebro. La respuesta es que todas las células, no solo las cerebrales, participan en el proceso creativo que tiene lugar en el cuerpo-mente de una persona desde su nacimiento.

De hecho, el objetivo de tener un cuerpo es experimentar el mundo y el lugar que uno ocupa en él. Si se pierde eso, se pierde la experiencia de la vida.

Todos lo sabemos por instinto. Miramos la existencia a través de la lente de la experiencia personal. Por ejemplo, se puede examinar un accidente de coche y explicarlo en términos de las piezas dañadas que están en el lugar del hecho. Sin embargo, hay algo humano —un conductor ebrio, por ejemplo, o alguien que habla por el teléfono celular en vez de mirar la carretera— que explica la causa del accidente. Eliminar el elemento humano convierte un accidente de coche en un suceso físico sin sentido.

Las explicaciones físicas nos dicen cómo suceden las cosas; la experiencia nos dice por qué. Parece cuestión de semántica, pero la diferencia entre el "cómo" y el "porqué" marca la diferencia en lo que respecta al amor, la compasión, el entendimiento, la creatividad, la devoción, la inteligencia y el despertar espiritual. El "cómo" es un acontecimiento físico que puede localizarse en el cerebro y remontarse a las moléculas, los átomos y las partículas subatómicas. En algún punto del camino, como en un accidente de coche, la experiencia se pierde. Sin duda, el amor no es real hasta que se experimenta, y lo mismo sucede con el resto de la lista.

Ahora puedes ver por qué la afirmación de que "la realidad es experiencia" parece simple, pero contiene una carga de profundidad. Dentro de esas palabras está todo lo preciado de la existencia humana.

#2

EL MUNDO ES MÁGICO Y TÚ ERES EL MAGO

Descifrar la realidad es una tarea ardua. Se han necesitado más de dos milenios —desde que se introdujo el antiguo concepto griego del átomo— para asomarse a las entretelas de la creación. Lo irónico del viaje es que el átomo era un concepto erróneo. Por definición, un átomo debía ser lo más pequeño de la creación, pero a nivel cuántico, las cosas desaparecen y son sustituidas por las vibraciones. Es difícil considerar el planeta Tierra como un tañido en la cuerda de una guitarra cósmica y, por supuesto, los detalles se complican mucho más, pero las vibraciones son tan cruciales para la física moderna que, incluso más allá del campo cuántico, se piensa que el estado precreado es el dominio de las supercuerdas vibrantes (aunque no hay posibilidad de verlas, ya que las supercuerdas nacen antes de que surjan el tiempo y el espacio).

Una vez que descubras cómo interactúa cada vibración con las demás (una tarea imposible), el cosmos entero revelaría su estructura oculta. Si esto parece el final de la historia, ni siquiera es el principio. Las vibraciones son el ejemplo definitivo de: "No se puede llegar hasta allá desde aquí". A las vibraciones les sucede algo mágico que desafía las explicaciones físicas. Nace la experiencia. La belleza que experimentamos al contemplar un autorretrato de Rembrandt, ver a un recién nacido o escuchar a Bach, todo ello es producto de un acto de magia y tú eres el mago.

Empecemos con las vibraciones

Para adoptar tu papel de mago, primero debes profundizar en las vibraciones. Cualquiera que sea tu estado psicológico en este momento, desde sentirte desesperanzado y deprimido hasta alegre y optimista, comenzó como una vibración en el campo cuántico. Cuanto más cósmica sea la vibración, menos conectada está contigo como individuo que lee este libro. Entonces, ¿dónde nació tu buen o mal humor? Esta pregunta suena abstracta, pero nos lleva al otro lado del umbral, que es donde nace la magia.

Todo lo que ves, oyes, tocas, saboreas o hueles es vibracional, y también lo es el propio campo cuántico. Sin embargo, no experimentas tus cinco sentidos como vibraciones. Lo que experimentas son los qualia, las cualidades de la vida que hacen posible la experiencia (la palabra *qualia* se introdujo en la página 83). Por sí mismas, las vibraciones del campo cuántico no presentan ningunos qualia. El campo cuántico no solo no está feliz ni triste, sino que tampoco contiene luz, sonido, olores ni ningunos otros qualia. Solo surgen a través de la conciencia; de hecho, son la esencia de la inteligencia creadora.

Como declaró el pionero neurólogo británico Sir John Eccles: "Quiero que se den cuenta de que no hay color en el mundo natural ni sonidos, nada de este tipo, ni texturas, ni patrones, ni belleza, ni olor...". Esto parece increíble a primera vista. Eres como un mago engañado por sus propios trucos.

Eccles continúa explicando por qué debemos adoptar la magia como propia. "El 'mundo de ahí afuera' se sintetiza en nuestra conciencia". Todo el mundo conoce el acertijo: "Si un árbol cae en el bosque sin nadie alrededor, ¿hace ruido?". La respuesta es no. El sonido necesita que alguien lo escuche; de lo contrario, no existe. Los fotones deben posarse en la retina del ojo y enviar impulsos neuronales que viajan por la corteza visual para hacer luz visible, pero los fotones por sí mismos son invisibles.

Los rishis védicos lo descubrieron primero, como es frecuente. Para ellos, el cuerpo causal no se encuentra "ahí fuera" en el tiempo y el espacio, porque el cuerpo causal crea el tiempo y el espacio. Emerges a cada segundo de la zona de sombra entre la creación y la precreación, y traes contigo todos los qualia que dan sentido a tu vida. No es de extrañar que sucumbamos a un teatro mágico tan asombroso y envolvente, que en la tradición védica se conoce como *maya*. La palabra sánscrita suele traducirse al español como "ilusión", pero una mejor traducción es "distracción". Al principio, a todo estudiante de magia se le dice que la ilusión escénica depende de distraer a la audiencia. De hecho, la mayoría de nosotros preferiríamos sentarnos entre el público y asombrarnos ante la mujer cortada por la mitad, a estar en el escenario y saber que todo es un truco. Pero con maya ocurre lo contrario. Solo sabiendo cómo funciona el truco se puede conocer el secreto de la creación.

Los dos últimos pasos —percepción e interpretación— son los que crean la magia del sonido, la vista, el tacto, el gusto y el olfato. Una determinada gama del espectro visible se transforma por arte de magia en el rojo de una rosa, por ejemplo, a lo que el perceptor añade la textura aterciopelada de la rosa y su perfume embriagador. La razón por la que *magia* es un término legítimo para esta transformación es que no se pueden mezclar y combinar vibraciones para llegar a los qualia. Un ejemplo te aclarará la situación.

El llanto de un bebé en la habitación de junto nunca es solo un conjunto de vibraciones portadoras de energía e información, sino un acontecimiento que espera ser interpretado. ¿Hay que alarmarse por su llanto? ¿Es un signo de enfermedad o angustia? ¿Es solo un momento pasajero de mal humor o una señal de que el bebé tiene hambre y necesita leche? Esas interpretaciones son cruciales. Los datos que se generan son irrelevantes.

Los rishis védicos, por su parte, declararon que *las vibraciones ya contienen experiencia*. Esta noción tiene implicaciones revolucionarias. El significado de cualquier experiencia viene empaquetado con las vibraciones que detonan una cadena de acontecimientos. Todo el viaje que comienza con una leve vibración en el campo cuántico te tiene en cuenta a ti en cada paso del camino, porque el objetivo es darte a ti (y a cualquier otro ser vivo) una experiencia significativa. El aparato de las amplitudes de onda, los estados de energía, la posición en el tiempo y el espacio, etcétera, es necesario, pero no se parece en nada a una experiencia significativa, igual que accionar las llaves del saxofón no nos dice nada sobre una gran actuación de jazz, o que la apertura y cierre de las cuerdas vocales de un bebé no nos dice nada sobre lo que este siente. Tampoco se pueden cuantificar el amor, la belleza, la verdad, la creatividad o el crecimiento interior.

El cuerpo que ves en el espejo del baño forma parte de la maya que te mantiene en la superficie de la vida. Como magia, este truco es increíblemente convincente. Nadie va por ahí viendo el cuerpo como si, al igual que en una película, se tratara de imágenes artificiales. Si no estuviéramos creando la magia, maya sería un engaño cruel. Sin embargo, una vez que aceptas tu papel en la creación de la magia, maya se convierte en lo que siempre ha sido: puro teatro. Sus trucos no son más que una simple actuación.

Tal vez sientas nostalgia por esa época en la que te sentabas entre el público, pero solo de paso. Es mucho mejor despertar y descubrir las infinitas posibilidades que se derivan de ser consciente. Se gana mucho más de lo que nunca se perderá, ya que lo que pierdes te distraía de la realidad.

#3

EL EXPERIMENTADOR ES ETERNO

Desvelar un misterio tiende a revelar otro, que es justo lo que ocurre cuando aceptas tu papel de mago. Dado que estás tomando una decisión privada que solo ocurre "aquí dentro", ¿en qué cambia eso al mundo? Puedes decidir que eres una estrella de rock o un empresario, pero eso no necesariamente te convierte en uno. ¿Qué tiene de especial esta decisión? No es como si te hubieras entregado la llave de la magia y nadie más lo hubiera hecho.

Para aclarar las cosas, imagínate paseando por el parque, tomando el sol del verano. ¿Quién está viviendo esta experiencia? Tú, por supuesto. La respuesta es tan sencilla que la damos por sentada, pero hay algunas implicaciones ocultas que revelan más cosas sobre la realidad. Durante todo el día, tus experiencias van y vienen. Los acontecimientos de hace media hora desaparecen para siempre, a menos que ocurra algo memorable. Sin embargo, tú, el experimentador, no vas y vienes. Cada experimentador tiene la capacidad de mantener unida la realidad. De lo contrario, seríamos esclavos de las impresiones sensoriales, del mismo modo que un bebé gira la cabeza ante cualquier sonido fuerte y mira cualquier color brillante. El bebé no ha encontrado el experimentador que lleva dentro, y en la terrible enfermedad de Alzheimer avanzada, el experimentador está perdido.

El experimentador puede perderse incluso en la vida adulta normal. Cuando te desconectas, te distraes, dejas de prestar atención, te adormeces o te sientes abrumado por la ansiedad: todos estos son ejemplos de que el experimentador ha perdido el contacto con su propia realidad. Su estado de conciencia ha cambiado. Gracias a lo vulnerables que somos a los altibajos de la vida, estamos cegados ante el hecho de que *debe* existir un experimentador eterno e inmutable. Existe un raro trastorno cerebral que provoca la pérdida total de la vista, el oído, el tacto, el gusto y el olfato. Aun así, el experimentador sabe que se ha producido esta pérdida total. Podría parecer que el sueño profundo en el que no se sueña elimina todas las experiencias; sin embargo, los yoguis avanzados atestiguan que siguen teniendo una total conciencia de sí mismos en el sueño más profundo; de hecho, declaran que se trata de una experiencia de paz y dicha supremas.

El testigo

Los rishis védicos llamaban testigo al experimentador eterno. Para que el testigo sea real debes experimentarlo. Eso es bastante fácil cuando una experiencia capta tu atención. Al contemplar una foto del telescopio Hubble que revela galaxias giratorias tan numerosas como los granos de arena en la playa, puedes sentir tal asombro que dejas de pensar y tan solo existes como un testigo silencioso. Lo más difícil es experimentar la naturaleza inmutable de este testigo. Si puedes hacerlo, te darás cuenta de que en toda tu vida nunca has venido de ninguna parte ni te has ido a ninguna parte. La única razón por la que esto suena místico o increíble es tu atención errante.

La atención errante es todo lo que hace falta para olvidar quién eres en realidad. Los gatos quedan hipnotizados por los apuntadores láser. Coloca un punto láser rojo en el suelo y, en cuanto tu gato lo vea, comenzará la persecución y el gato seguirá el láser hacia donde se mueva. Sería un error decir con desprecio: "Gato tonto", porque la gente persigue sus fijaciones con la misma obsesión. El próximo placer que puedas tener aún no existe; es solo una posibilidad. Sin embargo, ¿quién no corre tras el fantasma del placer? Si tienes el hábito de preocuparte, de poco sirve que te digan que 99% de lo que te preocupa nunca sucederá. Una mente preocupada nunca pierde el hábito de la fijación ansiosa.

A la pregunta con la que comenzaba este capítulo: "¿Quién está teniendo la experiencia?", la respuesta no tiene por qué ser un humano. Una célula, un tejido, un órgano, un sistema y el cuerpo entero representan niveles de experiencia totalmente diferentes. Sin embargo, hay un experimentador silencioso e inmutable que los une a todos. El camino lleva a una conclusión: en cada nivel de la naturaleza, la conciencia mira a través de la lente del testigo. El testigo se ve favorecido siempre que tú:

- Sientes una profunda satisfacción.
- Experimentas la satisfacción de estar aquí y ahora.
- Piensas en pocas cosas agobiantes.
- No caes presa de la ansiedad.
- Dejas de preocuparte por lo que pueda pasar después.
- Dejas de fijarte en las cosas que te faltan.
- Aprecias los dones que se te dan ahora.
- Disfrutas de la calma interior y la tranquilidad.
- Experimentas un corazón pleno.
- Sientes que perteneces.

Momentos así ocurren en la vida de todos, pero no nos damos cuenta ni los valoramos lo suficiente. Cuando te vas a dormir por la noche o si caes en coma, el testigo nunca desvía su atención y tu cuerpo está cuidado. De algún modo, la conciencia sabe qué hacer incluso cuando nuestra atención se desvía. El testigo eterno es necesario en todos los niveles de la existencia, por eso es mucho mejor estar en contacto con el testigo que perder el contacto con él. El testigo no es pasivo. El testigo es dinámico, con posibilidades al borde mismo de la creación.

Puedes vislumbrar con facilidad al testigo observando tu mente en este mismo instante. Fíjate en el siguiente pensamiento o sentimiento que surja: la experiencia es fugaz. Cuando el pensamiento o la sensación se desvanecen, se produce un silencio. Sin embargo, este silencio está lejos de ser vacío. De él surgirá el siguiente pensamiento o sentimiento. De hecho, el testigo es lo que te permite tener pensamientos y sentimientos. El testigo añade el componente de la conciencia silenciosa.

Por lo tanto, el testigo no es una elección. No se puede prescindir de él, igual que una película no puede prescindir de la pantalla. Si el testigo fuera tan solo pasivo, no tendría mucho valor identificarse con él. Es mucho más emocionante identificarse con el ego y su drama. Pero los dramas son famosos por ser impredecibles y cualquier argumento puede dar un mal giro. Si vives desde el nivel de tu historia, que está hecha por la mente, estás basándolo todo en arenas movedizas. El ego se da cuenta de esto en algún nivel y por eso recurre a aferrarse como una estrella de mar que se sujeta con fuerza a una roca para evitar que la marea la arrastre. Sin embargo, lo que funciona para las estrellas de mar no funciona para los humanos.

Una vez que entiendas lo que es el testigo, lo notarás más a menudo, y entonces podrás aspirar a estar en contacto constante con él.

Ya sabes que eres tú quien experimenta cuando se trata de los cinco sentidos. Para muchas personas, esto les basta. Preocupados por los deseos sensuales —no solo por el deseo sexual, sino por todas las cosas deseables que se pueden ver, oír, tocar, saborear y oler—, tienen el plato lleno delante de ellos. No sienten curiosidad por saber quién es realmente el experimentador ni por qué debería importarle a nadie.

Esta situación puede invertirse con un sencillo ejercicio. Siéntate en silencio y haz el ejercicio después de leer la descripción. Después de dejar el libro, fíjate en los pensamientos que van y vienen. No importa si son triviales o importantes. Cualquier secuencia de pensamientos funciona de la misma manera. El pensamiento surge y se desvanece. Hay un momento de silencio, luego surge el siguiente pensamiento y se desvanece. Una vez hecha esta sencilla observación, vuelve al libro.

La razón por la que puedes pensar no se revela en tus pensamientos, por sorprendente que parezca. Observa la siguiente secuencia de letras: élpartióunpardeperas. La secuencia solo adquiere sentido al espaciar las letras (él partió un par de peras). Del mismo modo, se necesita un espacio de silencio entre tus pensamientos para que puedas pensar. Este espacio no está vacío. Contiene inteligencia. Por eso se distinguen partió, par y pera. Su sonido no revela nada. Tienes que sumergirte en tu conocimiento silencioso para entender la diferencia y cuando te sumerges en este conocimiento *en realidad no haces nada*. El conocimiento es tan solo parte de tu conciencia.

En el hueco que existe entre los pensamientos se encierra todo el conocimiento. No tienes un inmenso almacén de notas que consultar. En este ejercicio te apoyaste en el testigo, donde existe el conocimiento. Resulta que el experimentador también es el conocedor. Sin hacer absolutamente nada, eres testigo de todo tipo de conocimientos que hacen posible tu existencia. Por ejemplo:

- Sabes que existes y que estás vivo.
- Sabes dónde estás.
- Sabes que eres tú y no otra persona.
- Sabes lo que significan tus pensamientos.
- Sabes cómo centrar tu atención.
- Sabes cómo dejar de prestar atención.
- Sabe seleccionar las palabras para lo que quieres decir.
- Sabe dónde hay lagunas en tus conocimientos.
- Sabes cómo manejar tus músculos.

Una vez que empiezas, puedes ampliar esta lista de conocimientos silenciosos casi hasta el infinito. El conocimiento silencioso no requiere energía; por lo tanto, el cerebro, que sí requiere energía para cada proceso por minúsculo que sea, no es el hogar del experimentador ni del testigo. El experimentador es su propio hogar. Lo visitas en su casa, en los huecos entre cada pensamiento.

Ahora se abre una posibilidad tentadora. Si el conocimiento silencioso crea todos los pensamientos, quizá cree todas las experiencias, ya que el pensamiento no es nuestra única experiencia "aquí dentro". Tenemos la experiencia de soñar, imaginar, preguntarnos, sentir, ver imágenes interiores, etcétera. Sin el testigo, nada de eso sería posible. Tiene que haber un hueco entre dos experiencias cualquiera y el testigo se encuentra a gusto en ese hueco. De repente, el conocimiento interior silencioso se perfila como lo más necesario del mundo.

#4

EL INFINITO ES LA NUEVA NORMALIDAD

Para averiguar quién eres realmente, debemos ir a un lugar en el que casi nadie piensa: el infinito.

Estamos más cómodos dentro de un marco de referencia más pequeño. El cuerpo físico es un marco de referencia natural, ya que necesita cuidados y alimentación todos los días y sirve de refugio del mundo exterior, como la cabaña de un leñador en el bosque. Aunque el cuerpo humano es impermanente y está sujeto a la enfermedad y el envejecimiento, identificamos este frágil sistema de soporte vital como "mi" cuerpo. En comparación, el infinito está muy, muy lejos de nuestro alcance. El infinito, desde un punto de vista físico, es inimaginable.

Pero si consideras que el cuerpo cuántico es "mi" cuerpo, te convertirías de inmediato en un ser infinito, porque el cuerpo cuántico asume la realidad del campo cuántico, que es infinito en todas direcciones. Tal vez esto no suene como una ventaja, pero considera lo siguiente. El campo cuántico nunca envejece ni enferma. Por asombroso que sea el genoma humano, el ADN de tus células se degrada con el tiempo. Una de las degradaciones más dañinas se produce en el extremo de una cadena de ADN, que se denomina telómero. Los telómeros crean una tapa bien definida en cada cadena de ADN, como el punto al final de esta frase. Pero con el tiempo, los telómeros se vuelven difusos y se deshilachan, como el extremo difuso de un trozo de hilo viejo.

Cuando esto ocurre, el ADN ya no puede replicarse con tanta eficiencia como debería y el cuerpo se vuelve más susceptible al envejecimiento.

Tu cuerpo cuántico nunca se deshilacha, nunca se degrada con el tiempo, porque el infinito no tiene principio ni fin. Hay un famoso pasaje en el *Bhagavad-gita* en el que el Señor Krishna le habla al guerrero Arjuna sobre la esencia oculta de la vida. "Las armas no pueden cortar Aquello, ni el fuego quemar Aquello; el agua no puede mojar Aquello, ni el viento secar Aquello". Durante siglos, *Aquello* se ha referido a la naturaleza divina que todos llevamos dentro; el objetivo del buscador espiritual es encontrarlo y vivir de acuerdo con él. Puedes tomar las palabras de Krishna como un artículo de fe, igual que tener fe en cualquier texto religioso.

Sin embargo, en el mundo secular moderno, *Aquello* se describe mejor como el cuerpo cuántico. El mero hecho de que sea abstracto nos salva de la ilusión de que Dios o los dioses son humanos volubles a una escala gigantesca, sujetos a cambios de humor, venganza y misericordia errática. El cuerpo cuántico existe en un campo infinito que no tiene manías personales; por lo tanto, nunca se enoja ni es cariñoso contigo por capricho. (Siendo objetivos, tampoco nadie ha demostrado que Dios sienta esas emociones). En cambio, el cuerpo cuántico es el origen de todas las experiencias que alguien ha tenido o tendrá. Deberíamos considerar el infinito como algo normal. Como marco de referencia, abarca todo lo humano, extendiendo nuestro alcance más allá de lo finito.

El viaje eterno

El infinito es difícil de entender. No se refiere a algo muy grande, o grande más allá de lo imaginable. Se refiere a algo que no cabe en el tiempo ni en el espacio, es decir, lo ilimitado. ¿Cómo podría aplicarse esto a la vida cotidiana? Piensa en la mayor biblioteca del mundo (que no es la Biblioteca del Congreso de Estados Unidos, sino la Biblioteca Estatal de Berlín, con 23.4 millones de libros): puedes duplicar su tamaño al traducir cada libro a un segundo idioma. Si añadimos las traducciones de cada libro a todas las lenguas vivas del mundo, que se calcula que son unas siete mil, la biblioteca alcanza los miles de millones. Cambia la primera palabra de cada libro, luego la segunda, la tercera y así sucesivamente, y el número de libros se eleva a billones.

Esto suena muy tentador como una buena manera de llegar al infinito, pero en realidad no lo es: por muy grande que se hiciera la biblioteca, el número de libros seguiría siendo finito. Sin embargo, accedemos al infinito todo el tiempo de una forma mucho más sencilla. Cada palabra que pronunciamos, cada pensamiento que pensamos, utiliza un número limitado de palabras extraídas de un vocabulario limitado. Este se transforma en infinito recurriendo a la creatividad. Sin conocer todas las palabras del *Oxford English Dictionary*, que suman 600 000 en los últimos 1 000 años, puedes pensar o decir algo original solo con las palabras que conoces. No importa cuántas frases hayan pronunciado todas las personas que han existido, queda un número igual por pronunciar; de hecho, un número infinito, porque no se puede concebir el fin de lo que un ser humano puede decir. (En términos matemáticos, esto se demuestra por el hecho de que, sin importar qué tan larga sea una cadena de números, siempre se le puede añadir uno, *ad infinitum*).

Los seres humanos habitamos un campo de posibilidades infinitas, no solo en palabras y pensamientos, sino en acciones, sueños, aspiraciones, relaciones, etcétera. Entonces, ¿qué haces con tu parte del infinito? Tu respuesta puede quedar muy truncada si estás deprimido,

EL INFINITO ES LA NUEVA NORMALIDAD 139

pobre y solo, o puede ser prodigiosa, si eres el próximo Einstein. Sin embargo, la existencia de las posibilidades infinitas nunca cambia. Todo el mundo comparte el mismo viaje eterno de aquí al infinito. Sin duda has visto el símbolo matemático del infinito.

El símbolo es antiguo y se encuentra en muchas culturas, en particular en la vikinga, donde ocupaba un lugar central en su mitología. Pero lo que este símbolo representa es mucho más antiguo: la eternidad, o la vida sin fin. Al trazar el símbolo del infinito, nunca se encuentra su principio ni su final; es como la serpiente que se muerde la cola, cuyo nombre mitológico es Ouroboros. Sin embargo, si giramos el símbolo 90 grados, obtenemos algo sorprendente: el viaje eterno que todos y todo emprendemos.

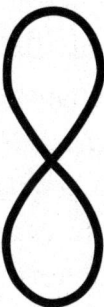

El símbolo no parece el mapa de un viaje hasta que le hacemos un retoque.

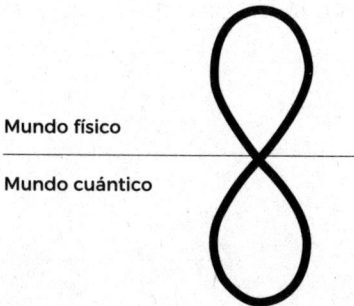

La realidad es fluida. Todo viaja en un bucle entre el mundo físico (o macroscópico) y el dominio cuántico. Lo que experimentas a diario sucede en la encrucijada del infinito. Lo más importante es que el camino es un bucle que se retroalimenta. A diferencia de alguien que patina sobre hielo y traza la misma figura del 8 con perfecta precisión, tú te transformas cada vez que viajas por encima y por debajo de la línea que separa tu cuerpo físico y tu cuerpo cuántico.

Basta el más mínimo impulso para sacudir todo el sistema de retroalimentación, algo así como el efecto mariposa, en el cual el aleteo de un ala de una sola mariposa puede causar una alteración suficiente en el clima como para desencadenar un huracán en otro lugar. El ejemplo procede de la teoría del caos y pretende ser una metáfora de las pequeñas causas que provocan grandes efectos. En términos humanos, sustituye el batir de alas de la mariposa por las palabras *Te amo* susurradas al oído, en contraposición con las palabras *Tu cuenta bancaria está vacía*. Al instante, todo tu cuerpo reacciona, con alteraciones en la presión sanguínea, el ritmo cardiaco y las hormonas que recorren tu torrente sanguíneo. Una pequeña causa puede sacudir toda tu realidad si las consecuencias son lo bastante graves.

La conclusión lógica es que el viaje hacia y desde el dominio cuántico conduce a un número infinito de transformaciones que se producen en la mente y el cuerpo. El siguiente pensamiento o palabra puede ser trivial, estremecedor o cualquier cosa intermedia. Como marco de referencia, nada es más humano que el infinito.

#5

EL CEREBRO NO ES LA MENTE

Las teorías pueden juzgarse tanto por lo que omiten como por lo que incluyen, y cuanto menos omitan, mejor. Cuando una teoría confunde el cerebro con la mente, se omite una gran cantidad de cosas. Se trata de una suposición tan común que para la inmensa mayoría de los neurocientíficos el cerebro es igual a la mente. Si cometes este error, decidirás que la vista es creada por la corteza visual, el oído por la corteza auditiva, el olfato por el bulbo olfatorio, y así sucesivamente.

Según esta perspectiva, con un mapa cerebral detallado, la neurociencia podrá señalar el grupo exacto de células cerebrales donde se crea cada pensamiento y sensación. El funesto problema es que el cerebro no experimenta nada, solo transmite lo que la mente experimenta. Si sabes álgebra, ¿tu cerebro sabe álgebra? Si te gusta el chocolate, ¿le gusta a tu cerebro? ¿Tu cerebro está deprimido, eufórico, ansioso o triunfante? La respuesta correcta a todas estas preguntas es no. Entonces, ¿por qué la ciencia médica sigue afirmando que el cerebro es responsable de la mente?

Una de las razones es el efecto farola, que debe su nombre a un viejo chiste. Un hombre se arrastra de rodillas bajo una farola. Un transeúnte le pregunta qué hace y el hombre responde:

—Busco mis llaves.

El transeúnte se arrodilla para ayudarle, pero al cabo de unos minutos le dice:

—¿Seguro que perdió las llaves aquí?

—No —responde el hombre—, las perdí en el parque.

—¿Entonces por qué busca aquí? —pregunta el transeúnte.

—Porque aquí es donde está la luz —responde el hombre.

El efecto farola, por lo tanto, tiene que ver con una predisposición a mirar donde es más fácil encontrar la luz. Es mucho más fácil mirar el cerebro que la mente, y en las tomografías computarizadas y las IRMf las imágenes se iluminan en un sentido literal, y no solo eso, sino que se iluminan en zonas asociadas a distintos tipos de actividad mental. En décadas pasadas los escáneres cerebrales eran rudimentarios, ya que medían pequeños cambios en el flujo sanguíneo que aparecían en la imagen como "calientes" o "fríos", pero ahora la tecnología está tan avanzada que algunos investigadores innovadores afirman que detectan con precisión lo que una persona está pensando o sintiendo, según la actividad cerebral en patrones muy precisos.

Pero si crees que esta evidencia es suficiente para decir que el cerebro es igual a la mente, has privado a la conciencia de su propia existencia. La conciencia no es más que otro patrón de puntos calientes y fríos en el cerebro; en otras palabras, un subproducto, como el calor que desprende una hoguera. Estás diciendo que la materia precede a la mente, que es lo contrario de lo que afirma este libro.

La gran brecha

La discusión sobre "la mente primero" o "la materia primero" ha creado una gran división, que aparentemente solo concierne a científicos y filósofos, pero en realidad afecta la vida de todo el mundo. Si no aceptas que la conciencia es el origen de la creación, desechas al mismo tiempo la inteligencia creadora, junto con conceptos relacionados con ella, como la sabiduría del cuerpo. Incluso la conexión mente-cuerpo se vuelve sospechosa si todo tiene una causa física.

Vale la pena detenernos un momento para enumerar los otros defectos de suponer que el cerebro crea la conciencia, es decir, la mente.

POR QUÉ EL CEREBRO NO ES LA MENTE

El cerebro contiene átomos y moléculas comunes. Los átomos y las moléculas no piensan.

El cerebro no tiene luz ni sonido dentro de sus tejidos grises y blandos. En el cerebro no hay imágenes ni música, pero de alguna manera se ven imágenes y se escucha música.

Nadie sabe cómo el cerebro puede ensamblar o integrar un mundo tridimensional completo a partir de miles de millones de bits de datos dispersos. Sería como añadir más cables a un sistema telefónico y afirmar que ha aprendido a hablar inglés.

El cerebro no tiene una ubicación para el yo, ese "yo" con el que todos nos identificamos.

Las operaciones vitales, como el almacenamiento y la recuperación de la memoria, son totalmente inexplicables. Las zonas del cerebro donde se almacena la memoria son como libreros; solo que, en lugar de libros, lo que almacenan es invisible, y sigue siendo inexplicable por qué se almacena un recuerdo y no otro.

No hay pruebas de que el cerebro tenga experiencias de ningún tipo. Solo tiene actividad electroquímica.

Esta lista de inconsistencias, lagunas y conjeturas no demostradas debería bastar para convencer a cualquiera de que el cerebro no crea la mente. Incluso en el lenguaje común decimos "he cambiado de opinión" y "todavía no me he decidido", no decimos "he cambiado de cerebro" o "todavía mi cerebro no se ha decidido". Estas expresiones se refieren a la toma de decisiones. Un piano no elige qué pieza de música tocar. La gente se detiene antes de tomar una decisión tan sencilla como escoger un platillo de la carta de un restaurante o tan complicada como casarse o cambiar de trabajo. El cerebro no tiene un botón de pausa. Cada señal se produce al instante en el momento presente, por lo que es difícil creer que la materia gris se detenga ante el menú de un restaurante antes de decidir qué pedir.

Pero el verdadero problema está oculto a la vista. Tu cerebro nunca te conducirá a la conciencia expandida ni a estados superiores de conciencia. Es un equipo fijo. Su funcionamiento es flexible, lo que se conoce como "neuroplasticidad", por la que las zonas dañadas pueden desarrollar nuevas células cerebrales. A lo largo de toda la vida se establecen nuevas conexiones entre las células cerebrales mediante unos filamentos conocidos como "dendritas" (que se llaman así porque se ramifican como un árbol y *dendro* significa "árbol" en griego).

A pesar de esta notable gama de flexibilidad, el cerebro no puede evolucionar en el aquí y ahora; el cerebro superior que posee el *Homo sapiens* por encima de todas las demás criaturas tardó millones de años en evolucionar. Sin embargo, el pensamiento puede evolucionar de forma instantánea; es más, debe evolucionar. De lo contrario, seguiríamos pensando como bebés y nunca habríamos aprendido a leer. La adquisición de cualquier habilidad nueva es evolutiva y siempre está impulsada por la mente. En un sentido práctico, "la mente primero" forma parte de nuestro manual de instrucciones al nacer.

Si quieres tener las experiencias más elevadas de la vida —amor, compasión, paz, creatividad, entendimiento, inteligencia, empatía y crecimiento interior— debes encontrarlas en la conciencia. La motivación para la búsqueda reside en la conciencia porque, por su naturaleza, la inteligencia creativa solo toma decisiones evolutivas. Es autoevolutiva, mientras que el cerebro, aunque es receptivo al cambio, en gran medida funciona con viejos condicionamientos y confía en su configuración por defecto.

Por lo tanto, debemos celebrar que el cerebro no sea la mente. La neurociencia promete grandes avances en el futuro y la medicina se ha beneficiado en gran medida de las imágenes cerebrales. Pero conviene recordar que, por milagroso que sea el próximo avance médico, solo la mente creó a Shakespeare. Sobre eso, el cerebro no tiene nada que decir.

#6

EL "YO" ES UN MAL HÁBITO

Desde una perspectiva cuántica, el ego es un mal hábito que no hemos aprendido a romper. Las palabras más comunes en inglés son "be" (ser), "and" (y) y "of" (de), pero en el uso cotidiano, "I" (yo) ocupa el primer lugar. Enfoca lo que pensamos, decimos y hacemos, separando al individuo de todos los demás "yo" del mundo. Gracias al ego, tú no te mezclas en una multitud de personas como olas idénticas en el océano. Sin embargo, desde el punto de vista del campo cuántico (y la tradición védica también estaría de acuerdo), eres como una ola en el océano.

No se trata de una sutileza metafísica. Tu propia identidad depende de esto. ¿Estás separado, aislado y solo, o formas parte del todo y te fusionas con la existencia cósmica? A la mayoría de la gente esto no le parece una opción práctica (si es que alguna vez han oído hablar de ella, lo cual es dudoso). Para la gran mayoría, el "yo" estableció hace tiempo su motivación vital, que está configurada como un camino torcido que zigzaguea entre "quiero X" y "no quiero Y".

Cada uno de nosotros ha vivido con el "yo" caminando a su lado, supervisando todo lo que ocurre, creando la historia que tiene al "yo" como protagonista central. El "yo" encaja con tanta naturalidad en el esquema de tu vida que difícilmente podrías creer que el "yo" es una invención mental y fatalmente defectuosa. Volvamos a un axioma que ya ha surgido antes: *Nada es real, a menos que lo sea para ti*. Si ves el mundo a través de la lente de una identidad aislada, confinada y separada —la definición de "yo"—, solo el mundo físico es real.

El hábito del "yo" oculta tu verdadero ser. No eres una mente aislada encerrada en un cuerpo físico. Eres el flujo de la inteligencia creativa. En tu fuente, donde el cuerpo causal y el cuántico se funden, eres la conciencia misma. Este es tu verdadero estado, mientras que todo lo que tu ego te dice está ligado a la duda sobre ti mismo, la inseguridad y el miedo. "¿Y yo qué?" y "¿Qué me va a pasar?" son los pensamientos ansiosos más comunes.

Los cinco **kleshas**

En la práctica psiquiátrica, el campo conocido como "psicología del ego" es demasiado complejo para que lo entienda un laico. Pero los rishis védicos fueron al grano al reducir los defectos del "yo" a cinco errores que son la causa fundamental del dolor y el sufrimiento. Los llamaron *kleshas*. No importa lo que temas que te suceda, no importa qué tan desbocada sea tu imaginación sobre los peores escenarios, uno de los cinco kleshas está operando. Pero la cuestión es que los kleshas son falsos. Despiertan el espectro del sufrimiento en la mente, incluso cuando no lo hay.

En lenguaje cotidiano, los cinco kleshas son:

1. Ignorancia (incapacidad para distinguir lo real de lo falso).
2. Egoísmo (identificación con el "yo", el yo individual).
3. Apego (aferrarse a ciertas cosas, los objetos del deseo).

4. Aversión (rechazar otras cosas, los objetos de repulsión).
5. Miedo a la muerte.

Estas cinco fuentes de sufrimiento son creadas por la mente. No existen en el cuerpo cuántico y tampoco en tu cuerpo físico: una célula del hígado o del corazón no tiene problemas de ego ni de apego. Las células carecen de miedo a la muerte; de hecho, la muerte programada (conocida en términos biológicos como "apoptosis") forma parte del diseño de una célula para dar paso a una nueva vida.

Parte de las motivaciones ocultas del ego son evitar que te enfrentes a tus miedos más profundos, pero están justo debajo de la superficie y te enredan con los cinco kleshas. Como lo vieron los rishis védicos, enredarse es totalmente innecesario. Lo que la mente hace, la mente puede deshacerlo. Revisemos un klesha a la vez.

1. Ignorancia (incapacidad para distinguir lo real de lo falso)

Si se elimina el primer klesha, este se encarga de los otros cuatro; por lo tanto, es el más importante. La ignorancia es el producto de confundirte con un ser aislado y atrapado en un cuerpo físico. La afirmación: "Yo soy este cuerpo" es completamente falsa. "Yo estoy en este cuerpo" es igualmente falso. La realidad es que el cuerpo físico es el producto del flujo de la inteligencia creativa. Es un proceso que sucede cuando la conciencia se transforma en el mundo físico. "Yo soy la conciencia misma" rompe la ilusión creada por la ignorancia.

2. Egoísmo (identificación con el "yo", el yo individual)

Una vez que el primer klesha se afianza, creando aislamiento dentro de un cuerpo físico, el ego crece en importancia. Al "yo" se le asigna el deber de sobrevivir dentro del cuerpo, y una corriente de deseos se derrama en respuesta al placer y al dolor. El ego se convierte en la identidad de la persona. En lugar de reconocer que "yo soy la conciencia", cada uno cree en "yo soy mi historia, y quiero para mí la mejor historia que pueda lograr".

3. Apego (aferrarse a ciertas cosas, los objetos del deseo)

Una vez que te identificas con tu historia, algunas experiencias son más deseables que otras. El siguiente paso es apegarse a esos deseos. "Yo" se fusiona con "mío". Todas las cosas de las que te rodeas para sentirte más digno y exitoso —una carrera sólida, una casa bonita, dinero en el banco, etcétera— se vuelven muy difíciles de abandonar. Poseerlas es tan personal que el apego llega a dominar tu existencia.

4. Aversión (rechazar otras cosas, los objetos de repulsión)

Lo contrario del apego es la aversión: rechazamos las cosas que no queremos con la misma fuerza con la que nos aferramos a las que sí queremos. La aversión al dolor físico es natural, pero la aversión psicológica es mucho más poderosa. Si de niño te rompiste un tobillo en el patio, tal vez ese dolor no te causó ninguna impresión duradera. Pero si te humillaron en el colegio, la aversión a que te vuelvan a humillar es duradera y suele permanecer toda la vida.

5. Miedo a la muerte

La última aversión es la muerte, que se teme como una especie de aniquilación. Este klesha completa las repercusiones del primero, porque si te identificas con tu cuerpo, te identificarás con su muerte.

Cada vez que proteges tu cuerpo de cualquier daño, te angustias por envejecer o te sientes amenazado por la enfermedad, la sombra del miedo a la muerte pasa sobre ti. La ilusión "Mi cuerpo se ha ido" equivale a "Yo me iré al mismo tiempo".

Los cinco kleshas se niegan con una sola realización: "Yo soy la conciencia misma". No hay necesidad de enfrentarse a un klesha a la vez. Concéntrate en el flujo de la inteligencia creativa, que tiene la capacidad de despejarte el camino. Tu sentido del yo puede escapar del confinamiento del cuerpo físico, que el "yo" ha convertido en un escudo contra la realidad.

#7

LA EXISTENCIA ES TU MAYOR GLORIA

¿La existencia es tu mayor gloria? De todos los avances cuánticos, este último es el más desconcertante. A primera vista, no hay nada glorioso en la existencia, que conlleva a la vez dolor y placer, éxtasis y sufrimiento. Si quisiéramos nombrar la gloria suprema del ser humano, muchas otras respuestas parecerían más atractivas: nuestra creatividad, capacidad de amar, conciencia de nosotros mismos. Incluso, para muchos científicos, la increíble complejidad del ADN y el cerebro humanos están en la cumbre.

Pero ninguna de esas cosas abarca el misterio y el milagro completos del ser humano. Se podría decir que los últimos 200 000 años, desde la aparición del *Homo sapiens*, nos hemos dedicado a explorar ese misterio y ese milagro: los seres humanos estamos fascinados por lo que realmente somos, y ningún aspecto de nuestra existencia, ni siquiera el amor, la creatividad y la conciencia de nosotros mismos, son suficientes. Siempre queda algo fuera. Siempre hay un nuevo horizonte que cruzar.

No hay ningún lugar al que puedas ir para encontrar las respuestas definitivas, excepto la propia existencia. La existencia lo contiene todo, por eso en la antigua India la unidad abarcadora de la existencia se llamaba *Brahman*, de la raíz sánscrita que significa "crecer o expandirse".

Brahman es la realidad última porque puede expandirse hasta el infinito. Por mucho que abarque la creación, queda espacio infinito para más.

Puesto que todo lo abarca, Brahman no puede tener forma, tamaño o ubicación alguna. Para ser completo, aquello que todo abarca debe incluir no solo el pasado, el presente y el futuro, sino también *todo posible* pasado, presente y futuro. Este concepto es alucinante. Cada pensamiento que has tenido se convierte en parte de una nueva línea temporal, y lo que consideras tu vida no es más que la línea temporal que has elegido, y sigues eligiendo, en cada momento. Las otras líneas temporales no forman parte de tu experiencia, pero existen, son fantasmas de caminos no tomados.

Este esquema es inconcebible. Sin embargo, Brahman no es una noción abstracta. Estás incluido a un nivel personal. Los Vedas declaran que Brahman es *Atman*, donde Atman es el alma individual. Tú eres Atman, lo que significa que tu alma está entretejida en la trama de la existencia. Pero un alma no es lo mismo que una persona y los Vedas completan la imagen al declarar: "Brahman es Atman, y Atman es *Jiva*", donde Jiva es la persona individual. (Una analogía de los Upanishads es más fácil de entender: dos pájaros están sentados en un árbol. Uno come mientras el otro lo mira con amor. En esta imagen, Jiva es el pájaro que come la fruta, mientras que el compañero que observa es Atman).

"Brahman es Atman, y Atman es Jiva" le da a tu existencia una dimensión cósmica. En tres palabras sánscritas abarcamos lo que el cristianismo medieval llamaba la Gran Cadena del Ser, una creación ininterrumpida que va desde Dios hasta la partícula más pequeña del campo cuántico. Gracias a la Gran Cadena del Ser, Dios puede ver la caída de un gorrión. Sin embargo, de algún modo, los Vedas, o cualquier otra tradición de sabiduría, no transformaron a las personas que los escuchaban. En aquel entonces, como ahora, la iluminación se parecía poco a la vida cotidiana. Si tu hijo enferma o las tuberías de agua revientan en invierno, un vidente iluminado es la persona equivocada a la que acudir. Lo único que escucharás de un vidente es "Brahman es Atman, y Atman es Jiva", que no parece ser de ninguna ayuda, dadas las circunstancias.

Esto ilustra por qué vivimos en un mundo al revés. En lugar de ver la vida desde la visión más elevada de las posibilidades, la vemos desde el nivel de los acontecimientos mundanos y cotidianos. La intención de este libro ha sido dar la vuelta a la imagen. Si de inicio ves tu vida desde la visión más elevada, de todos modos llevarás a tu hijo enfermo al médico y llamarás al plomero cuando se rompan las tuberías en invierno, pero esos acontecimientos estarán entretejidos en la visión más amplia.

En otras palabras, una vez que conoces tu esencia, puedes buscar el punto de conexión entre tú (Jiva) y tu verdadero yo o alma (Atman). La razón para establecer esta conexión es experimentar el flujo del amor, la compasión, el entendimiento, la empatía, la verdad, la belleza, la creatividad y el crecimiento interior.

Para este momento ya estás familiarizado con la realidad eterna de estos valores superiores: nadie los ha inventado ni imaginado. Son innatos. Vienen empaquetados en la conciencia humana desde su origen. Por desgracia, este aspecto de "Brahman es Atman, y Atman es Jiva" se desvió cuando esas palabras se desconectaron de la vida cotidiana y se relegaron solo a la espiritualidad. Del mismo modo, la enseñanza de Jesús que dijo: "El Reino de los Cielos está dentro", se descuidó cuando las personas decidieron que el Cielo estaba fuera de ellas mismas, un lugar por encima de las nubes al que solo se puede llegar después de morir.

Cuando las enseñanzas más fundamentales sobre la existencia se desvían, es inevitable que el mundo se vuelva al revés. La esencia queda oculta bajo el caos de los deberes, las exigencias y los deseos cotidianos, y así un diamante queda enterrado en el polvo del camino. El poeta William Wordsworth declaró cuál era la situación hace 200 años: "El mundo nos apremia demasiado; ayer y mañana. Al obtener y gastar, desperdiciamos nuestras facultades".

Cuando estás conectado con tu verdadero ser, todo se restaura a lo que debe ser. En términos védicos, Jiva no puede prescindir de Atman. La conciencia superior no es una meta, es una dimensión oculta. No puedes llegar ahí usando tu mente, tus cinco sentidos y tu ego. Pero esto no quiere decir que debas perder toda esperanza. Tu verdadero yo está hecho de conciencia y nada más. Por eso es valioso ser más consciente, hacer todo lo posible para escapar de tus hábitos, creencias y condicionamientos inconscientes.

Sin embargo, existe una visión incluso más elevada que esta, que no lo ve todo en la conciencia, sino en la existencia. Resulta que la dimensión oculta no requiere búsqueda. Solo precisa una cosa: estar aquí ahora. Esto no es un mensaje místico codificado. Significa lo que dice. Si estás aquí ahora, es suficiente. En lugar de buscar tu verdadero yo, este te encontrará dondequiera que estés. Había un problema muy molesto que perturbaba la conciencia de los cristianos victorianos. ¿Las personas que vivían en tierras lejanas (en otras palabras, los paganos) serán redimidas si nunca habían oído hablar de Jesús? La respuesta fue negativa y eso dio impulso a la labor misionera que se extendió por todo el mundo y que continúa hoy en día.

Si reformulas la pregunta: "¿Encontrará alguien su verdadero yo si nunca ha oído hablar de él?", la respuesta es sí. No se puede romper el vínculo entre Jiva y Atman. Solo a nivel del Jiva (tu "yo" individual) existe la ignorancia. Atman te conoce a la luz de la conciencia pura. Está en contacto íntimo con tus pensamientos, palabras y acciones. Por lo tanto, es él y no tú quien abre el camino hacia el verdadero yo. En comparación, cuando la aguja de una brújula se mueve, en realidad no hace nada. La atracción del polo magnético de la Tierra es la que manda. Gobierna lo que la aguja parece hacer por sí misma.

La atracción magnética del verdadero ser (conocido en sánscrito como *swarupa*) está operando todo el tiempo, y tú estás respondiendo constantemente, aunque nunca hayas oído hablar del verdadero ser. Todo tiene lugar en la conciencia y sigue ciertos principios, como lo decimos a continuación.

CÓMO LLEGA A TI TU VERDADERO YO

Todo el mundo puede discernir que sus pensamientos están siempre en movimiento, pero lo que permanece oculto es que el estado de conciencia de todos también está en movimiento. La marea de la conciencia sube y baja como las mareas del océano. Dado que la marea de la conciencia está siempre en movimiento, nunca puedes estar totalmente inconsciente. Swarupa, la atracción del yo, eleva tu estado de conciencia a través de los siguientes medios:

- La atracción de la dicha. La mente se siente atraída por naturaleza hacia una dicha mayor.
- La experiencia del amor. Como afirmó el gran poeta bengalí Rabindranath Tagore: "El amor no es un mero sentimiento. Es la verdad última que yace en el corazón de la creación".
- La aparición repentina de un momento revelador.
- La inspiración del gran arte, la música y la poesía.
- El fenómeno de la experiencia cumbre, que revela una visión de posibilidades superiores.

- La tradición de sabiduría transmitida a lo largo de los siglos en todas las culturas.
- El anhelo de sentido y propósito.
- La atracción de la curiosidad y el descubrimiento.
- Una vaga sensación de que hay algo más en la vida.
- La sensación interior de que importas y no estás solo.
- La sensación ineludible de que hay un propósito superior detrás de todo.
- La necesidad de crecimiento interior.
- La experimentación de una intuición que resulta ser correcta.

Estas cosas no se distribuyen por igual: una persona experimenta más de una cosa y menos de otra. Por desgracia, hay personas que sufren al quedarse varadas en un estado de ansiedad, depresión y desesperanza. Sin embargo, incluso en la marea baja, la conciencia debe moverse. El más leve atisbo de conciencia de uno mismo puede desencadenar una nueva dirección en la vida de alguien.

Lo esencial es que el verdadero yo, aunque silencioso, se funde en la vida de todos y ejerce una influencia. Swarupa forma parte de nuestro diseño como seres humanos.

¿Estar aquí ahora significa que no hay nada que hacer? Es una elección personal. Cada uno de nosotros decide hasta qué punto queremos crecer, evolucionar, encontrar sentido a nuestra vida y aspirar a un estado superior de conciencia. En muchos sentidos, los problemas urgentes a los que se enfrenta la humanidad no se resolverán sin personas que quieran todas estas cosas. Los seres humanos evolucionamos de persona en persona.

Conciencia simple

El verdadero significado de *Estar aquí ahora* es la confianza. Puedes confiar en que la existencia contiene no solo la posibilidad, sino la realidad de una vida ideal. La existencia no es un pizarrón en blanco: es dinámica, dichosa y está llena de posibilidades incalculables. Para darte cuenta plenamente de esto, puedes empezar a practicar la conciencia simple. La conciencia simple es un estado relajado, abierto y receptivo. Casi todas las personas sienten todo lo contrario la mayor parte del tiempo, gracias a hábitos arraigados que cierran la mente, al impacto del estrés que provoca tensión y al miedo al cambio, que hace que la mente no sea receptiva.

En lugar de tratar de corregir cada problema de frente, la conciencia simple permite sin esfuerzo que el verdadero yo ofrezca una solución. Un elemento importante es permanecer centrado durante el día, porque esto anima a tu conciencia a establecerse en un estado relajado por defecto. En la página 63 presentamos una meditación centrada que te recordará cómo funciona esta práctica. Posees una resistencia interior natural que puede restaurarse hasta que, con el tiempo, la conciencia simple sustituya eso que la mayoría de la gente experimenta por defecto: el estrés y la distracción.

Otro aspecto de la conciencia simple es que empiezas a conectar con el nivel sutil de los sentimientos. Es más sutil sentir amor que miedo; la compasión es más sutil que el egoísmo. El elemento común de todos los sentimientos sutiles es que son dichosos. La dulzura de la vida se imparte, sin necesitar nada más que estar aquí y ahora. El sentimiento sutil forma parte de tu diseño.

Puedes empezar a sacar provecho de ello de inmediato. Siempre que te enfrentes a una situación que te haga sentir confuso, en conflicto o indeciso, detente un momento. Silencia el diálogo de tu mente y relájate. Espera a percibir cómo te sientes realmente y qué necesitas hacer. A algunas personas les ayuda poner la atención en el corazón o en el abdomen, donde surgen los "sentimientos viscerales".

No se te pide que captes de repente un sutil impulso interior. Los mensajes que la gente recibe "aquí dentro" son contradictorios. Si no sientes una orientación clara, acéptalo y sigue adelante. Al principio, el propósito es tan solo volver tu atención hacia dentro. Con el tiempo, empezarás a reconocer el estado calmado, tranquilo y centrado de la conciencia simple, donde se originan la intuición y los sentimientos sutiles. Este lugar es el opuesto de donde provienen los sentimientos burdos, es decir:

- Enojo, hostilidad
- Resentimiento
- Suspicacia
- Juzgarse a uno mismo
- Ansiedad
- Miedo
- Remordimiento
- Culpa
- Vergüenza
- Egoísmo
- Envidia y celos

Todos tenemos un patrón de sentimientos desagradables, por lo que es muy valioso alcanzar un mejor nivel de conciencia. No es posible luchar contra los sentimientos burdos una vez que surgen. Esos sentimientos son generados por el ego y su total dependencia de experiencias pasadas. Los sentimientos burdos repiten el pasado, sin dejar espacio para mensajes más sutiles y verdaderos, que proceden del presente. Esta distinción te dice que no confíes en tus sentimientos burdos. Si no puedes sintonizar con mensajes mejores, aléjate de la situación. Engancharte con sentimientos burdos te lleva a tomar malas decisiones y a hacer elecciones equivocadas de las que luego te arrepentirás.

La elección a la que te enfrentas ahora es con qué frecuencia y cuándo volver a la conciencia simple. No permitas que los momentos estresantes te abrumen; no esperes a sentirte abrumado. La conciencia simple debe convertirse en un proyecto. Una vez que reconoces lo que se siente, no requiere esfuerzo convertir la conciencia simple en tu valor por defecto. Después, volver a ella una y otra vez te acerca cada vez más a tu verdadero yo.

Desapego

Por último, hay un aspecto de *Estar aquí ahora* que confunde a casi todo el mundo: el desapego. Se refiere a cómo y por qué dejar ir las cosas. La inseguridad del ego provoca que aferrarse sea una tentación constante. Por lo tanto, las personas tienden a aferrarse mucho tiempo y les resulta difícil soltar. Temernos que si soltamos una relación, por ejemplo, nos quedaremos solos, sin amor e ignorados. Tememos abandonar creencias y actitudes cómodas porque pensamos que nos definen. Aferrarse es lo contrario de confiar en la existencia.

El desapego te pide que renuncies a tu apego hacia lo que quieres de la vida. Esto no significa que renuncies a la intención de cumplir tus deseos, sino a aferrarte al resultado. El dolor y el sufrimiento incalculables tienen su origen en la insistencia obstinada en que las cosas deben suceder de una manera determinada. Esta actitud da lugar al estancamiento en muchas áreas, como las relaciones, la familia y la carrera profesional.

Cuanto más atorado estás, más se aferra tu ego, insistiendo en que solo un camino es el correcto. Esta insistencia proviene de la inseguridad fundamental del ego. Su inseguridad es ineludible. La alternativa es buscar la guía de una conciencia más profunda; en otras palabras, tu verdadero yo. En este nivel no te aferrarás ni te quedarás atorado.

El cambio del apego al desapego es tan profundo que afecta tu propia identidad. Si te identificas con el cúmulo caótico de experiencias que llamas la historia de tu vida, te estás aferrando a una ilusión de quién eres. El momento presente no es una historia. Es una oportunidad creativa. Deja que fluyan nuevas posibilidades y obtendrás la recompensa del desapego. En el uso cotidiano, el *desapego* se malinterpreta como "indiferencia", pero no son lo mismo. La indiferencia es la actitud del ego de "Esto no tiene nada que ver conmigo". El desapego, en cambio, implica una actitud de "Estoy abierto a lo que venga". El desapego te permite vivir desde un lugar en el que la inteligencia creativa fluye en libertad, sin expectativas ni resistencia, desde tu verdadero yo.

Se trata de algo muy discreto e íntimo. No hay nada más personal que la plenitud que proviene de ser tu verdadero yo. Estar aquí ahora puede parecer que no es gran cosa, ya que, al fin y al cabo, todo el mundo existe. Sin embargo, no todo el mundo se ha dado cuenta de que la existencia es su mayor gloria. El secreto, como los mejores misterios, está a la vista de todos. Saberlo y actuar en consecuencia brindan una alegría incalculable.

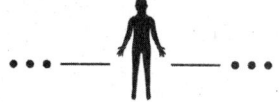

CUARTA PARTE

La nueva ciencia de la vida:
respuestas cuánticas a viejos enigmas

UNA NUEVA MIRADA

En esta sección nos adentramos en la aplicación del cuerpo cuántico al futuro de la medicina. Aunque se está abriendo con rapidez, todo el campo médico aún está en pañales. El campo cuántico se sitúa en el horizonte de la materia y la energía, incluidos los materiales que componen una célula y la energía que esta necesita para mantenerse viva. Se están probando conceptos de vanguardia con las técnicas más avanzadas de recolección de datos, para determinar cómo funciona el cuerpo humano al nivel más fino, mucho más fino que las células y las moléculas orgánicas. La revolución cuántica de la física tiene más de un siglo, pero había un interés mínimo en conectar sus conceptos clave con la medicina.

En primer lugar, la medicina y la física se mantuvieron separadas porque ambos campos son muy especializados. Un físico que trabaja en un acelerador de partículas de alta velocidad ve la naturaleza a través de una lente desconocida para un cirujano cardiaco. Lo que hizo posible una nueva alianza fue el descubrimiento de que la enfermedad y el envejecimiento deben investigarse aun más allá del genoma. El ADN desempeña un oscuro papel en ambos campos. Al estar sellados en el núcleo de una célula, los genes están protegidos de influencias externas, o eso se pensó durante décadas.

Ahora sabemos que las elecciones de estilo de vida y las experiencias cotidianas crean cambios, no en los genes con los que se nace, sino en la propia actividad genética. Los gemelos idénticos nacen con los mismos genes, pero viven experiencias diferentes. Para los 70 años, el perfil genético de los gemelos no es más parecido que el de dos hermanos cualesquiera nacidos con genes familiares, pero no idénticos. Además, las experiencias vitales pueden transmitirse genéticamente a las generaciones futuras. Si sus tatarabuelos sufrieron una hambruna, es probable que los marcadores de ese trauma quedaran en su epigeno (la funda de proteínas que cubre al ADN y gobierna la actividad genética) y se transmitieran a sus descendientes.

La noción de un genoma dinámico que lleva un diario, por así decirlo, de cada acontecimiento vital importante por el que pasa el organismo, ha abierto el camino a otros descubrimientos. Como señalamos antes, la investigación médica experimentó un gran avance en la década pasada cuando se aislaron dos factores que vinculan casi todos los trastornos importantes: la inflamación y el estrés. Durante mucho tiempo se supo que la inflamación era un proceso paradójico del organismo. Los tejidos enfermos y lesionados necesitan el aporte adicional de oxígeno y células inmunitarias para curarse que le proporciona la respuesta inflamatoria. Pero si se lleva demasiado lejos, como en el caso de las quemaduras graves, la inflamación puede provocar una conmoción e incluso la muerte.

El estrés está más claro, ya que siempre se ha asociado con efectos nocivos en el organismo y se relaciona con muchos trastornos, desde la depresión y la ansiedad hasta la hipertensión y la disminución de la inmunidad. Sin embargo, se produjo un gran avance cuando de repente se descubrió que los culpables de la enfermedad y el envejecimiento no eran los casos agudos y catastróficos de inflamación y estrés. Por el contrario, el daño que sufre el organismo es de bajo nivel y constante, una afección crónica que produce un daño lento a nivel celular. Resulta que el envejecimiento y las enfermedades crónicas comienzan de forma casi invisible a nivel celular mucho antes de que aparezcan los síntomas, a lo largo de años o, lo que es más probable, por décadas.

Por lo tanto, la inflamación y el estrés son uno de los principales focos de atención de la inmersión profunda a la que te invitamos a unirte en las páginas siguientes. Ambos están entrelazados con procesos a nivel cuántico dentro de cada célula y solo el pensamiento a nivel cuántico puede llevarnos hasta ahí. Expondremos la ciencia en lenguaje cotidiano, porque es crucial que todos, no solo los biólogos celulares y los físicos cuánticos, comprendan la importancia de cruzar este nuevo umbral. Lo que nos espera es fascinante, pero es todavía más emocionante la perspectiva de una nueva ciencia de la vida que desvelará los misterios médicos a los que aún nos enfrentamos.

¿EL METABOLISMO CUÁNTICO ES LA CLAVE PARA LA ENFERMEDAD Y EL ENVEJECIMIENTO?

Los avances más importantes de la ciencia requieren una nueva forma de pensar, y lo mismo sucede con los avances personales. En el campo de la medicina surgen nuevos tratamientos y estudios de investigación a un ritmo vertiginoso. No obstante, la posibilidad de que se produzca un cambio importante en el pensamiento es poco frecuente, y el tipo de revolución conocido como "cambio de paradigma", que replantea todo el modelo del cuerpo humano, es aún menos común.

Aquí es donde entra en escena la física moderna. En el nivel cuántico, mucho más profundo de lo que la investigación médica ha explorado, hay un intercambio de energía que se clasifica ampliamente como metabolismo, de la palabra griega *metabolē*, que significa "cambio". El cambio implica la energía que cada célula necesita para mantenerse. Se podría pensar que esto es tan simple como alimentar un horno con carbón, pero no es así. Existen muchos misterios sobre el metabolismo que requieren una explicación cuántica:

- ¿Cómo saben las células cuánta energía necesitan?
- ¿Cómo se comunican las células entre sí para equilibrar sus necesidades energéticas y sincronizarse?

- ¿Cuál es el secreto de la compleja maquinaria molecular que regula todo lo que ocurre en una célula?
- ¿Dónde está el temporizador o reloj que mueve la energía a través de cada fase de nuestro cuerpo, desde el sueño hasta la vigilia y la actividad vigorosa?

Estas resultan ser cuestiones cuánticas por la sencilla razón de que la química y la biología no pueden resolverlas utilizando la metáfora consagrada del cuerpo como máquina. En la base de las leyes que rigen la energía está la entropía, la tendencia del calor a desplazarse de un lugar más caliente a otro más frío. La entropía es la razón por la que una madre dice: "Cómete la cena antes de que se enfríe", y por la que todo el calor de las estrellas se disipa constantemente en el frío vacío del espacio, donde la temperatura es cercana al cero absoluto.

Sin embargo, el mayor misterio de la energía metabólica es la entropía negativa: el estado en el que el calor se acumula en lugar de desaparecer. El metabolismo es un proceso de renovación del suministro de energía de cada célula, que además de compensar el calor que desprende nuestro cuerpo también atrapa la energía para desplegarla, no solo para mantenernos calientes, sino para llevar a cabo los asombrosos procesos que hay detrás de oír, ver y pensar.

Para que tengas una idea de lo milagrosa que es la entropía negativa, considera algo tan simple como la velocidad a la que la energía se desplaza de un lugar más cálido a otro más frío. Esto es lo que crea la flecha del tiempo, que dicta que el tiempo avanza y no puede invertirse para retroceder. En un universo estático, la entropía podría ser tan lenta que el cambio se produciría de forma demasiado gradual como para crear el transcurso del tiempo. Nuestro universo es tan dinámico que el tiempo y la entropía están íntimamente ligados, y lo mismo sucede con nuestros cuerpos.

En terminología científica, los "motores moleculares a nanoescala" impulsan la transferencia eficiente de energía en todas las células. La inflamación y el estrés pueden distorsionar la transferencia de energía, haciéndola más lenta de lo normal; esto provoca el calor y el enrojecimiento de la piel asociados a una herida inflamada o a una infección. La respuesta al estrés crónico es la base fundamental de la amplificación de todos los estados de enfermedad crónica. Por ejemplo, la depresión suele tener su origen en la ansiedad generada por el estrés, junto con los procesos degradados que causan las enfermedades crónicas.

En el fondo, la ansiedad y la depresión, que drenan a gran escala la energía y la vitalidad de una persona para toda la vida, están ligadas de manera indisoluble. Impulsan la respuesta de estrés crónico de forma intrínseca. Desde esta perspectiva, las enfermedades crónicas son trastornos metabólicos, sea cual sea el diagnóstico médico específico (obesidad, diabetes tipo 2, hipertensión, etcétera). En consecuencia, la respuesta evolutiva de lucha o huida deja de funcionar a corto plazo para las emergencias y se convierte en una respuesta a largo plazo en nuestro metabolismo.

El eje de esto es que la producción eficiente de energía biológica se ve perjudicada y se deteriora con el tiempo en partes críticas de la célula. Para una salud óptima, el flujo de energía a través de las vías metabólicas debe transformarse eficazmente en trabajo útil. En otras palabras, todo el sistema procesa la energía de forma organizada, coherente y con un propósito. Es justo lo contrario de una hoguera que lanza calor en todas direcciones al azar y sin propósito.

Para recurrir a una explicación más técnica, la física diría que la inflamación es como la "decoherencia de los sistemas físicos cuánticos". En términos sencillos, los diminutos motores cuánticos que impulsan el metabolismo deben permanecer ordenados y conectados.

Los procesos cuánticos nivelan el campo de juego para todo, no solo para nuestras células sino para cientos de relojes biológicos, miles de reacciones químicas por segundo, ciclos hormonales y los ciclos vitales de los microorganismos conocidos como el "microbioma". El reciente premio Nobel, que fue concedido por el descubrimiento de los relojes moleculares integrados en todas nuestras células, subraya la importancia de vivir en armonía con los ciclos circadianos de la Tierra. Estos ciclos sincronizan todos esos diminutos cronómetros celulares.

En ese momento aparece un horizonte nuevo y complejo, conocido como "paisaje adaptativo". En términos evolutivos, algunas especies prosperan y evolucionan, mientras que otras llegan a un callejón sin salida y permanecen igual o se extinguen. La teoría de la evolución de Darwin descomponía esto en dos factores: obtener suficiente alimento para sobrevivir, y encontrar pareja para reproducirse y continuar la especie.

En cambio, la biología evolutiva moderna se ocupa de lo que ocurre a nivel de los genes, porque en última instancia la supervivencia es un proceso genético. Tus propios genes se ven afectados por todas las experiencias que tú y tus antepasados han tenido. Lo mismo sucede con todas las especies, por lo que un paisaje adaptativo intenta prever en términos matemáticos todos los factores que pueden generar cambios en los genes a lo largo del tiempo.

Imaginemos un tigre dientes de sable que se enfrenta a tensiones en su entorno y las afronta dentro de los límites de control y regulación metabólica del animal. Si aparece una condición a la cual los genes del tigre no pueden adaptarse (lo que técnicamente se conoce como "punto de bifurcación"), les espera el desastre. En nuestro cuerpo se produce una bifurcación importante entre estar sano y estar enfermo y envejecer. Entra en el campo del metabolismo cuántico, que se ocupa del nivel más sutil en el que una célula suministra y utiliza la energía. Proporciona el instructivo para los motores cuánticos, lo que conduce, según análisis matemáticos sofisticados, al porqué se violan las reglas de transferencia de energía cuando aparece la ineficacia metabólica, que deriva en la enfermedad y el envejecimiento.

Resulta que los parámetros metabólicos más importantes del cuerpo humano son la reacción de reducción-oxidación (la elevación y disminución de las tasas de oxidación), la energía libre y el equilibrio entre ácido y base. Estos factores se mantienen en un estrecho margen fisiológico en los estados sanos. El deterioro de la salud hacia la enfermedad implica que el estrés empuja estos parámetros metabólicos clave fuera de sus estrechos rangos de estabilidad. Hay muchas maneras en que el deterioro podría comenzar, por ejemplo, en algo tan básico en sentido químico como las tasas de oxidación. Un pequeño desequilibrio localizado puede acabar por hundir todo el organismo, lo cual se ejemplifica en el viejo dicho: "Un grano no hace al granero, pero ayuda al compañero".

El hilo conductor de esta compleja línea de investigación es el siguiente: la aptitud fisiológica disminuye conforme el sistema pierde energía y el resultado es la degradación de la estructura y la función de las células y del organismo en su conjunto. Se trata de cambios de estado, no de simples procesos lineales que van de A a B. Hay acontecimientos específicos que pueden desencadenar un cambio de estado, del mismo modo que una fractura de cadera en una persona mayor puede conducir a la muerte, aunque la fractura de cadera no se considere mortal en sí misma.

Los procesos cuánticos determinan, regulan y controlan los cambios de estado, por lo que comprenderlos nos permite prevenir la enfermedad y el envejecimiento en el nivel más profundo. El envejecimiento en términos de síntomas es personal, único e impredecible.

Los procesos cuánticos no lo son. Se proporciona una base muy necesaria, similar a la que el ADN y la cartografía genética proporcionaron a la evolución y la herencia.

Dado que desencadena trastornos en cascada a través de moléculas, células, tejidos, órganos y todo el cuerpo, el estrés es fundamental en el paisaje adaptativo que ocupan los seres humanos, junto con todas las demás criaturas vivas. Desde un punto de vista técnico, la respuesta al estrés es una medida cuantificable para la aptitud fisiológica evolutiva de una persona o una especie.

En la fisiología humana pueden surgir cambios impredecibles en el curso de una enfermedad debido a la asombrosa complejidad de las interacciones moleculares. Incluso la física moderna se enfrenta a esta complejidad. Para alcanzar el ansiado objetivo de una medicina verdaderamente precisa, la genómica (cartografía de los genomas), la metabolómica (estudio de las pequeñas moléculas producidas por los procesos de transformación de la energía en las células) y la proteómica (estudio de las proteínas en sistemas y órganos) están acumulando cantidades enormes de datos que nos permiten apoyarnos en las computadoras y la inteligencia artificial para aclarar lo esencial que necesitamos saber. En un sentido literal, el cuerpo humano se está reinventando ante nuestros ojos y se necesitan conocimientos de la física moderna para aprovechar todo el potencial de este cambio de paradigma en desarrollo. Aun así, es indudable que avanza y se acelera cada día.

¿Y SI ENVEJECER ES UN ERROR?

Como nadie quiere envejecer, existe un enorme incentivo para prevenir, ralentizar o incluso invertir el proceso de envejecimiento. Sin embargo, todos estos esfuerzos tropiezan con el mismo obstáculo: nadie sabe realmente qué es el envejecimiento ni qué lo provoca. A primera vista, este enigma no debería existir. El universo está sometido a una entropía cada vez mayor, que hace que todo, incluido el propio universo, se agote como un juguete infantil cuya pila se va terminando poco a poco. La biología coincide con el hecho evidente de que todos los seres vivos superiores envejecen y mueren.

Pero la realidad cambia según el punto de vista, y uno de ellos nos dice que el envejecimiento —especialmente el humano— podría ser un error. En primer término, debemos contraargumentar la evidencia de que los seres vivos deben envejecer y morir. Esto es más fácil de lo que crees. He aquí un esbozo del argumento contra el envejecimiento:

- La entropía se refiere a la disipación de calor con la cual las cosas calientes se enfrían. Empero, se trata de cosas inanimadas. La vida conserva y aumenta la energía. Ponerse un abrigo en invierno anula la entropía, y así lo han hecho todas las formas de vida durante al menos 4 000 millones de años.

- Quizá el universo sufra una "muerte por calor" al acercarse al cero absoluto, pero mientras tanto siguen surgiendo y sobreviviendo formas complejas de vida. La fuerza que las crea es la evolución.
- El *Homo sapiens*, único entre los seres vivos descubiertos hasta ahora, puede elegir de manera consciente su evolución.
- Hace mucho tiempo, el *Homo sapiens* escapó de la prisión darwiniana de la supervivencia del más apto moviéndose en cualquier dirección que ofreciera más complejidad, creatividad y descubrimiento.

Como ves, se trata de hechos fundamentales que pueden utilizarse para abordar el envejecimiento, alejándolo de lo inevitable. Una antigua escritura india declara: "La gente envejece y muere porque ve a otra gente envejecer y morir".

¿Y si esto fuera literalmente cierto: que envejecemos porque estamos condicionados a ello? El estilo de vida ofrece una prueba parcial. Hace dos generaciones, nadie se tomaba en serio la prevención de las enfermedades cardiacas, la hipertensión, la recuperación tras un derrame cerebral y las ventajas de la pureza de los alimentos, el agua y el aire. Ahora todas estas cosas son de dominio público y la esperanza de vida ha seguido aumentando. Lo que es todavía más importante es que el periodo de bienestar se ha extendido hasta la vejez y muchas personas de los países desarrollados pueden lograr algo desconocido para la raza humana durante miles de años: un bienestar que dura toda la vida.

Hasta ahora, todo va bien: el bando antienvejecimiento tiene de su parte algunos datos científicos y pruebas de que se puede prolongar la vida. Sin embargo, no estamos más allá de la idea de que la gente envejece y muere porque ve envejecer y morir a otras personas. Esta postura convierte el envejecimiento en un fallo de la conciencia por medio del cual los viejos hábitos y el condicionamiento bloquean la verdadera conciencia.

Tu estado de conciencia influye fundamentalmente en cómo y por qué envejeces. He aquí algunos ejemplos sorprendentes:

- Investigaciones recientes indican que las personas que sufren un duelo extremo son propensas a una muerte más rápida.
- A nivel celular, una teoría del envejecimiento afirma que los niveles de la proteína conocida como telomerasa se correlacionan con el tiempo de vida de una célula y con el desgaste del ADN con el paso del tiempo. Las investigaciones han demostrado que incluso un breve periodo de práctica de la meditación aumenta los niveles de telomerasa en 40 por ciento.
- El estrés acelera el envejecimiento. Los cuidadores que pasan todo el día con enfermos de alzhéimer han mostrado una tendencia a acortar su esperanza de vida entre cinco y ocho años.

Estos son datos esclarecedores, pero para abordar directamente el envejecimiento debemos profundizar más. El cuerpo se organiza en función de muchos calendarios complejos. Los biorritmos regulados por relojes biológicos abarcan desde una escala de unas milésimas de segundo para las turbulentas reacciones químicas de cada célula hasta toda una vida.

Cuando los biorritmos pierden sincronía, la entropía se acelera y el envejecimiento también. Uno puede pasarse la vida como investigador médico estudiando solo las hormonas, actores clave en el flujo y reflujo de todos los procesos corporales, incluidos el hambre, el sexo, el estado de ánimo, el crecimiento y el sueño, pero en la vida cotidiana se puede ir directo al grano. Los relojes biológicos están diseñados para permanecer sincronizados, a menos que se interfiera en ellos. Lo que interfiere es el estrés, el sueño de mala calidad, el exceso de trabajo y la sobreestimulación del sistema nervioso central causada por el ruido constante, las distracciones y las presiones cotidianas en la casa y el trabajo.

Sin embargo, para resolver en última instancia el misterio del envejecimiento, tenemos que indagar en el corazón mismo de la naturaleza. La naturaleza coordina todos los niveles de materia, energía, tiempo y espacio. Estos parámetros pueden expandirse y contraerse porque la relatividad los rige y los une. La entropía se relaciona con la flecha del tiempo porque los acontecimientos en el mundo macro o más amplio no son reversibles. Si se rompe un vaso, la flecha del tiempo dicta que no se puede restituir y recomponer.

Sin embargo, conforme desciendes a niveles cada vez más detallados de la naturaleza, la realidad se vuelve peculiar. Las fuerzas básicas de la naturaleza, como el electromagnetismo y la gravedad, existen sin tener en cuenta el tiempo. El tiempo inverso, el tiempo estándar y la ausencia de tiempo son posibles. De alguna manera asombrosa, totalmente ajena al conocimiento actual, el mundo cuántico del tiempo inverso y del no tiempo encaja a la perfección con el mundo macroscópico regido por la flecha del tiempo.

¿Qué fuerza invisible podría explicarlo? No se conoce ninguna fuerza física. Sin embargo, hay un elemento de la existencia humana que encaja con el no tiempo, el tiempo inverso y el tiempo estándar: la conciencia. En la memoria volvemos al pasado; en la imaginación volamos al futuro. El tiempo pesa y se mueve despacio si uno está deprimido; el tiempo se acelera y es ligero como una pluma cuando uno se enamora.

En la meditación profunda, los yoguis utilizan solo la conciencia para ralentizar radicalmente los procesos corporales. Una demostración habitual de los poderes yóguicos consiste en enterrar a un *sadhu*, u hombre santo, en una caja bajo tierra. Sin nada más que el aire de la caja para mantenerlo con vida, un yogui puede ralentizar su ritmo cardiaco y su respiración hasta el punto de que saldrá del entierro una semana después, vivo y sano por completo.

Llamemos a este ejemplo el punto cero del envejecimiento, ya que se aproxima al punto cero de la fisiología. A nivel cuántico, también existe un punto cero en el horizonte antes de que el espacio, el tiempo, la materia y la energía surjan para crear el universo conocido. ¿Y si el punto cero de un yogui y el de la naturaleza fueran el mismo, o al menos fueran análogos? Hubo un tiempo en que la física no sabía nada del mundo cuántico y, en consecuencia, un sinfín de cálculos eran erróneos o no se podían hacer. Este es el quid del antienvejecimiento actual. A falta del tipo de conocimiento que posee el Yoga, hacemos cálculos erróneos sobre nuestro cuerpo y pasamos por alto cálculos que aún están por descubrirse.

Todo modelo científico tiene sus puntos ciegos y durante muchas décadas la conciencia ha sido el principal punto ciego de la ciencia dominante. Pero, como acabamos de ver, la ciencia es lo bastante amplia como para proporcionar un modelo que no solo incluya la conciencia, sino que la rastree hasta el nivel cuántico de la naturaleza. Existe la probabilidad de que el cerebro sea un dispositivo cuántico que estamos usando con mucha torpeza y que la conciencia superior no sea más que un estado en el que se acude al cerebro para que modifique su funcionamiento, de tal manera que proporcione información cuántica a cada célula del cuerpo bajo la dirección del punto cero de la conciencia, donde el tiempo mismo es controlado.

Hace 100 años, semejante proposición habría sido una locura. Hace 50 años, era la más remota de las posibilidades. Hoy es una probabilidad apasionante con el rápido avance de la tendencia de las pruebas hacia la dirección correcta. Si alguna vez queremos corregir el error del envejecimiento, este es el camino que debemos seguir.

¿POR QUÉ TU CUERPO NO ES PERFECTO?

A partir de todo lo que la ciencia nos dice sobre las partículas elementales, no hay ninguna buena razón por la que el cuerpo del ser humano no deba ser perfecto. El modelo científico construye la naturaleza desde los componentes más simples y pequeños hasta los más grandes y complejos. No cabe duda de que, a la escala más pequeña, las partículas subatómicas, los átomos y las moléculas son perfectos porque han perdurado sin cambios durante miles de millones de años.

¿Surgieron las imperfecciones con el comienzo de la vida en la Tierra? Los microorganismos unicelulares son miles, quizá millones, de veces más grandes y complejos que las moléculas más pequeñas de las que están hechos. Pero las criaturas unicelulares han perdurado durante unos 3 500 millones de años. Dado que se reproducen por división celular, las formas más antiguas de amebas, algas, protistas, etcétera, siguen entre nosotros: en un sentido literal, la primera ameba nunca ha muerto ni envejecido. Las formas de vida con estructuras complejas constituyen mucho menos de 1% de los seres vivos; es probable que un cubo de agua oceánica contenga cientos de variaciones desconocidas de su ADN.

La imperfección ganó preponderancia gracias a la misma fuerza que produjo la perfección: la evolución. Sufrimos enfermedades, nos resistimos al envejecimiento y tememos la muerte, pero todo ello son pasos creativos en lo que respecta a la evolución, ya que esta triunfa gracias a la máxima diversidad y a un suministro inagotable de nuevos genes que conducen a mejoras y adaptaciones.

Lo que la evolución requiere no es necesariamente lo que los humanos desean. Desde el momento en que los primeros homínidos empezaron a cuidar de los débiles, los ancianos y los enfermos (no se conoce una fecha concreta), nuestra especie desafió la supervivencia del más apto. Ahora, los modernos somos los animales más débiles en nuestro estado infantil, que necesitan una larga infancia y adolescencia para desarrollarse a plenitud. Tenemos cuerpos que hacen gala de una eficiencia increíble para mantenerse con vida, aunque las amebas y las algas nos superen por mucho, pero las flagrantes imperfecciones de la enfermedad, el envejecimiento y la muerte siguen con nosotros.

Para superar estos obstáculos, ¿qué se necesita: más y mejor ciencia, un estilo de vida lo más saludable posible, medicamentos milagrosos basados en la genética? En nuestra opinión, se trata de avances importantes, pero no llegan al núcleo del problema. El meollo del asunto es que la ciencia no nos ha dicho qué es en realidad el cuerpo humano. Hagamos un esbozo de lo que hace nuestro cuerpo, que sigue siendo misterioso y a menudo insondable.

- *Gestión de la energía.* Los seres vivos luchamos contra la pérdida de energía, o entropía, utilizando la energía almacenada en los alimentos. La energía bruta se diversifica en cada célula, parte de ella se usa para construir proteínas, mantener intacta la estructura rígida de la célula, sus "huesos y músculos", reproducirse mediante la división celular, repeler invasores, eliminar residuos y mucho más. Ninguna maquinaria fabricada por el hombre es tan eficiente ni diversa.

- *Equilibrio.* El cuerpo humano está sometido a mucho más estrés que cualquier otro ser vivo porque nuestra vida está llena de ruido, accidentes, violencia, presiones en el trabajo y relaciones difíciles, al tiempo que nos esforzamos por realizar hazañas físicas extremas, como escalar montañas y correr un maratón. Frente a estas tensiones, nuestro cuerpo solo puede soportar un estrecho margen de temperatura: una fiebre que supere en tres o cuatro grados Celsius la temperatura corporal normal puede provocar daños cerebrales permanentes o la muerte. Sin embargo, de algún modo nuestro cuerpo se mantiene en equilibrio dinámico y puede volver a un estado de reposo en cuanto se eliminan o disminuyen las tensiones externas.
- *Coherencia.* La capacidad de un sistema para sincronizarse con otro es esencial para la vida. Átomos, moléculas, células, tejidos y órganos deben cooperar en una única comunidad viva. Sigue siendo un misterio total cómo lo hacen. La física podría introducir la coherencia cuántica y los campos electromagnéticos, pero son conceptos rudimentarios cuando se trata de crear y mantener el cuerpo humano, o incluso una sola célula.
- *Asimetría.* El equilibrio y la coherencia son necesarios para los seres vivos, pero también suponen su sentencia de muerte sin el desequilibrio y la incoherencia. La naturaleza tiene que destruir para crear mediante un proceso conocido por los físicos como "ruptura de la simetría". En lugar de permanecer equilibrados e intactos, los procesos dinámicos del organismo necesitan una mezcla de creación y destrucción que se regula a la perfección. Sigue siendo un misterio cómo coexisten estos contrarios.

Para simplificar las cosas, nos detendremos aquí. La vida se explora a través de otros modelos, como la teoría de la información, la termodinámica y la biología cuántica, que avanzan cada año. Pero, en el fondo, la imperfección no existe en el plano físico ni siquiera en el dominio de la información. Para empezar, la raíz de la imperfección es un modelo imperfecto del cuerpo. A continuación esbozaremos los defectos más flagrantes:

- *El cuerpo como máquina.* El consenso científico es que el cuerpo humano es una máquina increíblemente compleja, pero no tiene nada de máquina. Las máquinas no pueden sanarse a sí mismas, pensar, tener cambios de humor, sentirse felices o tristes, etcétera. Todas las máquinas se desgastan con el tiempo por la fricción y la entropía. Pero si haces ejercicio, tus músculos mejoran con el uso, y las células se reparan solas con procesos autogenerados que son ajenos por completo a una máquina.
- *El cuerpo como cosa.* Si vas aún más allá del modelo de máquina, llegas a la idea de que el cuerpo es un objeto físico que presenta las características comunes a las rocas, las montañas y las estrellas. Sin embargo, la idea de que el cuerpo es una cosa se ve socavada por el hecho de que ninguno de sus componentes está vivo, y nadie sabe cómo la materia inanimada aprendió a vivir y mucho menos a pensar, sentir y ser consciente de sí misma.
- *Un milagro de la complejidad.* Si observamos los 100 000 millones de neuronas y los miles de billones de conexiones sinápticas del cerebro humano, no cabe duda de que somos producto de la complejidad, empezando por la estructura del ADN. Pero la complejidad no puede explicar cómo se creó la mente. Como alguien dijo con gran ingenio, relacionar la mente con complejos bioquímicos es como decir que si se añaden más cartas a una baraja de naipes, la baraja aprenderá a jugar al póquer.

- *Almacén de información.* La moda actual de la teoría de la información se basa en dos cosas: en primer lugar, el hecho evidente de que los sistemas de todos los niveles de la naturaleza deben "recordar" la información codificada en ellos y, en segundo lugar, que la información parece sacarnos del embrollo de las cosas físicas y su incapacidad para estar vivas. La información mantiene intacto el conocimiento fuera de los límites de lo físico. Aun así, la mente más culta, atiborrada durante décadas de información recopilada, no protege al cuerpo de enfermar, envejecer y morir.

Dado que todos estos modelos tienen graves defectos, ¿cuál es mejor? Uno basado en la conciencia. La mente no puede ser creada a partir de los elementos básicos del universo físico. Ante todo, somos seres conscientes y, por ende, ¿por qué no empezar con la conciencia como el ingrediente esencial, el factor X que explica cómo surgió nuestra propia vida compleja? Una vez que la ciencia empieza a explorar la naturaleza como un flujo de inteligencia creativa, muchos misterios desaparecen de la noche a la mañana y se abren nuevos horizontes. El hecho de que ya se estén rompiendo los límites es la señal más segura que tenemos de que la imperfección del cuerpo humano se revelará como innecesaria y abierta al cambio.

UN NUEVO ÁNGULO: EL PAISAJE ADAPTATIVO

Está bien establecido que las afecciones de los ancianos son enfermedades crónicas como la diabetes tipo 2, la hipertensión, la enfermedad coronaria y quizá la mayoría de los cánceres, que empiezan a desarrollarse años o incluso décadas antes de que aparezcan los síntomas.

Un planteamiento fragmentario, de trastorno en trastorno, no se corresponde con el funcionamiento del cuerpo, que es como un campo: ese es el concepto básico del cuerpo cuántico. Sin embargo, podemos acercar el campo a la vida cotidiana sin utilizar lenguaje científico.

Empecemos con una imagen visual. Visualiza un valle rodeado de montañas. Tú vives en el valle, pero tu medio de vida (tal vez seas leñador o guardia forestal) te lleva a subir a la montaña, y cuando terminas tu labor, vuelves a bajar para reanudar tu vida en el valle.

Esta imagen constituye la base del "paisaje adaptativo", como se conoce al nuevo modelo. El paisaje consiste en un valle (tu estado normal de salud), mientras que las montañas son las tensiones y desafíos que soporta tu cuerpo a causa de las enfermedades, los traumas, la ansiedad, la depresión y el envejecimiento. La promesa del bienestar a lo largo de toda la vida reside en la capacidad de escalar la "montaña" de estos retos y volver al "valle" de la buena salud normal.

Los jóvenes hacen este viaje con rapidez, lo que les da una pendiente pronunciada del valle a la montaña, y el valle al que vuelven es el mismo del que salieron. (En algunos modelos, la imagen visual de la juventud asciende hacia valles cada vez más altos, que representan estados de bienestar crecientes). Pero ante el envejecimiento, los traumas, el estrés y la enfermedad, se hace más difícil escalar la montaña y volver a casa, al valle de una mente y un cuerpo sanos. El tiempo juega en nuestra contra. Si te esfuerzas poco o nada por hacer el viaje, las cosas empeoran. Al igual que un resorte débil que se niega a regresar a su forma original, excepto con lentitud y debilidad, la inercia (tanto física como mental) mina tu resistencia. Recuperarse se hace más difícil.

Hay un segundo aspecto en el paisaje adaptativo que aporta otra perspectiva. Cuando vas al médico y te miden los signos vitales, el resultado ofrece una fotografía instantánea de datos como la presión arterial, la frecuencia cardiaca, el azúcar en la sangre, etcétera, pero el cuerpo está en constante movimiento y, por lo tanto, los signos vitales también lo están. Una sola prueba es como tomar una foto de un objetivo en movimiento. Tu presión arterial actual es solo un punto, cuando lo que necesitas son líneas en un mapa que te indiquen hacia dónde te diriges. Si se conoce la trayectoria de tu presión arterial, del colesterol, del oxígeno en la sangre y demás, podrás ver una tendencia y eso es lo que realmente importa, no las instantáneas.

El paisaje adaptativo va más allá del uso normal de la palabra *adaptativo*, que transmite imágenes del gimnasio y de mantener los músculos tonificados. Por muy beneficioso que sea, estamos hablando de algo holístico. Todo tu cuerpo-mente tiene que estar en forma para que puedas hacer el esfuerzo de subir la montaña con la plena confianza de que volverás al valle de nuevo. El peligro es que no vuelvas al mismo valle, sino que caigas en otro, creándote así un nuevo punto de partida. En este valle te adaptas a una nueva normalidad que no puede revertirse con facilidad, como la hipertensión crónica, la depresión, la ansiedad, la obesidad o los déficits permanentes derivados de la enfermedad y el envejecimiento.

La palabra *holístico* tiende a sonar abstracta y más allá de la comprensión normal, así que sustituyámosla por *personal*. Tu estado de bienestar es personal y esto está en consonancia con el paisaje adaptativo del que estamos hablando. Tu perfil de bienestar lo abarca todo, desde tu estado de ánimo psicológico hasta tu satisfacción en el trabajo, tu salud general y tus antecedentes médicos, tus relaciones y tu momento vital. La ciencia médica no puede guiarte de forma óptima a través de estos factores interconectados, pero de alguna manera debes encontrar la forma de resolverlos con éxito.

Quizá la mejor pauta sea la resiliencia. La resiliencia, como un fuerte resorte que rebota con rapidez, te da la capacidad de subir la montaña (ya sea enfermar, operarte, divorciarte, tener un hijo o cualquier otro reto que implique estrés) y volver al valle como nuevo. Estar "como nuevo" es muy fácil en la juventud, más difícil en la madurez y un motivo de mayor conciencia cuando se superan los 65 años, pero la cuestión es siempre la misma: estar "como nuevo" es tu estándar o punto de referencia a cualquier edad.

Estar como nuevo es multidimensional. El amor, la alegría, la creatividad, la empatía, la compasión, la paz interior y la autoestima no envejecen. Están como nuevos en cualquier momento de la vida. Por lo tanto, deben ser el centro de tu resiliencia. Si siempre eres creativo, tu estado físico se beneficiará mucho más que si vas al gimnasio y comes quinoa. En términos más generales, la clave de todo lo que acabamos de mencionar es la conciencia. La conciencia es donde reside la resiliencia definitiva: física, mental, emocional y en tus relaciones.

La época de los dispositivos como relojes, diademas o incluso anillos que monitoreen tus signos vitales clave para indicar tu estado general de salud y tu resistencia al estrés, entre otras variables como tu frecuencia cardiaca y la presión arterial, está más cerca de lo que crees, pero tuya es la responsabilidad de mantenerte resiliente en tu conciencia, hacer que "estar como nuevo" sea tu objetivo para toda la vida y esforzarte por escalar la montaña, con la seguridad de que volverás a casa, al valle. El nuevo modelo del paisaje adaptativo, basado en motivaciones positivas y no en el temor a los riesgos, es lo bastante emocionante como para abrir un nuevo futuro para todos.

LA NOTABLE IMPORTANCIA DE LA ZONA RICITOS DE ORO

En la búsqueda de la vida en otros planetas, el concepto llamado "zona Ricitos de Oro" es fundamental. Se trata de la región no demasiado cercana a una estrella, pero tampoco demasiado lejana, que hace posible el desarrollo de la vida. El factor crítico es el calor, ya que estar demasiado cerca de una estrella, como Mercurio y Venus en nuestro sistema solar, es insoportablemente caliente, mientras que estar demasiado lejos, como Saturno y Júpiter, es insoportablemente frío. La zona Ricitos de Oro tiene sentido, aunque debe existir un factor imprevisto, ya que los planetas y lunas bastante grandes pueden generar su propio calor.

Por simple que parezca, la zona Ricitos de Oro determina en muchos aspectos el éxito que tendrá la vida de una persona y, al mismo tiempo, la probabilidad de disfrutar con bienestar hasta los 70 años o más. La zona Ricitos de Oro humana comienza con nuestra fisiología. El cuerpo humano tiene un rango de temperatura sorprendentemente estrecho para la supervivencia: es mortal tener fiebre por encima de 40.4 °C o hipotermia por debajo de 35 °C durante un tiempo prolongado. Por lo tanto, nuestra zona Ricitos de Oro para la temperatura interna es de solo 5 °C. Pero el cuerpo tiene muchas zonas Ricitos de Oro superpuestas.

Por ejemplo, puede ser mortal estar tres días sin agua, 11 días sin dormir (el mayor tiempo que alguien ha permanecido despierto, aunque la privación de sueño causa daños mucho antes que eso) y tres minutos sin oxígeno en el cerebro. También están las zonas Ricitos de Oro que se aplican a la psicología. Si alguien se siente solo, deprimido, ansioso, afligido o sometido al estrés más allá de cierto límite, hay un punto de no retorno que conduce a una afección crónica, y los efectos pueden extenderse también al cuerpo: quienes sufren depresión crónica, por ejemplo, corren mayor riesgo de sufrir enfermedades y muerte prematura.

Por complejo que sea este panorama —y apenas hemos rascado la superficie—, el bienestar a lo largo de la vida parece depender de algo sencillo: mantenerse dentro de las zonas Ricitos de Oro. Este pequeño consejo vincula muchos fenómenos confirmados por la medicina, la psicología y las ciencias sociales. A continuación presentamos una lista parcial:

- La inflamación se ha relacionado con una amplia gama de trastornos crónicos, como la hipertensión, las cardiopatías y, probablemente, el cáncer. Basta un nivel bajo de inflamación crónica, imperceptible para el paciente, para alterar la distribución eficaz del calor en el organismo. Comienza entonces un efecto en cascada que provoca alteraciones celulares y, a la larga, los síntomas de enfermedad.
- El estrés afecta todos los sistemas del organismo, así como nuestras emociones. La respuesta al estrés evolucionó para hacer frente al estrés agudo que dura unos cuantos minutos u horas, pero una respuesta de estrés de bajo nivel que se desencadena por presiones constantes en el trabajo o en las relaciones, por ejemplo, inicia el lado negativo de la respuesta al

estrés. Los primeros signos son psicológicos y suelen comenzar con embotamiento y letargo, pero con el tiempo se expanden a lo físico, afectando prácticamente todo aquello que esté regulado por el sistema nervioso y endocrino (hormonal).

- Como parte de la necesidad de supervivencia de nuestra especie, se desarrollaron vínculos sociales necesarios para los grupos que buscaban conseguir suficiente alimento, protegerse de los depredadores y controlar la amenaza de violencia de posibles invasores. En este caso, la zona Ricitos de Oro tiene que ver con el apoyo y los vínculos. Si estás aislado, te sientes solo y alejado del apoyo social (sobre todo de tus amigos íntimos y familia), tus posibilidades de éxito y bienestar disminuyen de manera grave.

Estas zonas críticas están entrelazadas y por eso, por ejemplo, alguien que tiene pocos sistemas de apoyo en su vida, o ninguno, tiene más riesgo de sufrir un infarto y una recuperación más lenta, o incluso morir si se produce un infarto. Es fascinante ver cómo principios básicos de la física se aplican a criaturas tan complicadas como el *Homo sapiens*. En física, las partículas subatómicas están vinculadas a un fenómeno conocido como "entrelazamiento cuántico", mientras que los seres humanos tenemos cuerpos en los que cada célula está entrelazada (interconectada) con todas las demás y entablamos relaciones que nos unen a través del entrelazamiento emocional.

De hecho, la naturaleza se define como una jerarquía de conexiones, lo que concuerda con un antiguo axioma de la India que puede traducirse así: "Como es lo grande, así es lo pequeño. Como es el átomo, así es el universo". Del mismo modo, en Occidente el axioma hermético afirma: "Como es arriba, es abajo". Si nos aventuramos demasiado fuera de las zonas Ricitos de Oro, amenazamos nuestra vida a todos los niveles. Ya hemos mencionado el sueño, el agua y la temperatura corporal, pero para ampliar el panorama hay que recurrir a la "teoría de las ventanas rotas" de la sociología. Según esta teoría, para desestabilizar un vecindario basta con tener unas cuantas ventanas rotas sin reparar. La visión de esas pequeñas grietas en la coherencia social provoca más incoherencia. La casa con las ventanas rotas es objeto de vandalismo, por ejemplo, mientras que el atractivo general de todo el vecindario se ve amenazado y las normas de mantenimiento empiezan a derrumbarse.

La validez de la teoría de las ventanas rotas es discutible cuando se trata de la sociedad, pero no cuando se trata de nuestro cuerpo. Una sola célula maligna puede convertirse en un tumor, el tumor en un cáncer con metástasis y el cáncer en un declive que acabe con nuestra vida. En términos generales, en el momento de la muerte es probable que más de 99% del ADN funcione con normalidad. Basta con que se estropee un solo órgano o sistema vital (como el corazón o el sistema respiratorio) para que sea mortal.

La lección más sencilla de la metáfora de las ventanas rotas es no permitir que una ventana se rompa en primer lugar. En la vida cotidiana, la ventana se rompe de forma misteriosa cuando se trata de saber por qué una sola célula se vuelve maligna o se agrieta el revestimiento de una arteria, provocando aterosclerosis (endurecimiento de las arterias). Las enfermedades tan extendidas como la diabetes tipo 1 y la hipertensión crónica también tienen orígenes oscuros.

Pero en todos los casos, los factores más esenciales parecen ser la mala calidad del sueño, la inflamación y el estrés, recordando siempre que están relacionados. Hay que dar prioridad a un sueño reparador cada noche y a reducir el estrés cotidiano, que parece desencadenar procesos inflamatorios a nivel celular. Es irónico que, a pesar de la solidez de las investigaciones sobre estos factores del estilo de vida, dormir bien y reducir el estrés suelan ser las últimas cosas a las que la gente presta atención.

En términos más generales, una vez atendidos estos factores, existe el lado positivo de estar en la zona Ricitos de Oro. Si eres resiliente en un sentido emocional, autosuficiente, estás motivado por un propósito mayor en la vida y te sientes seguro del apoyo que recibes de los demás y del que tú les das, y en realidad estás respetando una zona Ricitos de Oro diferente en cada caso. Cuando se trata de alcanzar el bienestar, el éxito y las relaciones gratificantes a lo largo de la vida, no hay guía más fiable que honrarnos a nosotros mismos, al mismo tiempo que apoyamos el bienestar de los demás.

POR QUÉ LA CREACIÓN ES IMPENSABLE

En ambas cosmovisiones —la védica y la cuántica— el objetivo es el mismo: explicar la creación. Sin embargo, sin importar la perspectiva que se adopte, hay algunos callejones sin salida frustrantes. El cerebro humano levanta un muro que parece infranqueable. A menos que se abra el cráneo en la clase de anatomía o en cirugía, ni siquiera sabríamos que tenemos un cerebro. Pero la ceguera del cerebro es mucho más profunda.

La regla más básica que se enseña a los estudiantes de periodismo se conoce como las cinco preguntas. Una noticia debe responder a cinco preguntas esenciales: ¿quién? ¿Qué? ¿Cuándo? ¿Dónde? Y ¿por qué?

Si el día de Navidad tres conocidos ladrones asaltan un banco en el centro de la ciudad, las cinco preguntas son fáciles de responder, pero se vuelven casi imposibles de contestar cuando se trata de la realidad cotidiana que vive todo el mundo. La física cuántica ha contribuido en gran medida a desdibujar "¿dónde?" y "¿cuándo?": a nivel cuántico, cualquier acontecimiento no es más que una probabilidad que no tiene bordes definidos en el tiempo y el espacio. El propio campo cuántico no tiene ubicación: está en todas partes a la vez.

El "¿quién?" no entra en los cálculos cuánticos, porque el ser no es cuantificable en datos, y la ciencia procede utilizando datos. El "¿por qué?" también queda descartado, ya que la ciencia se ocupa del cómo de la creación, no de su propósito o significado. Esto nos deja solo con el "¿qué?", que en la escuela de periodismo significa "¿qué pasó?". Aquí, al menos, la pregunta es clara y científica. Lo que ocurrió (y sigue ocurriendo) es el proceso de la creación, que abarca el Big Bang en la escala más grande y las partículas subatómicas en la más pequeña.

Es frustrante para la ciencia moderna que de las cinco preguntas solo una pueda responderse de forma clara y racional. Sin embargo, la cosmovisión védica responde a las cinco. Para este momento, en este libro hemos llegado al punto en que las respuestas védicas ya no son incomprensibles.

- *¿De quién trata la historia?* Seres humanos que crean experiencias conscientes.
- *¿Qué ocurrió?* La creación surgió cuando la conciencia pura comenzó a manifestarse como experiencia.
- *¿Cuándo ocurrió?* Antes de que empezara el tiempo.
- *¿Dónde ocurrió?* En un lugar donde se creó espacio.
- *¿Por qué ocurrió?* Porque crear está en la naturaleza de la conciencia.

El problema frustrante de estas respuestas no es que estén equivocadas. De hecho, se funden con la física cuántica una vez que la física da cabida a la conciencia en el universo. Como hemos visto, cuerpo cuántico y cuerpo causal son sinónimos. El problema es que ambas cosmovisiones intentan describir algo que es inconcebible. El cerebro humano no está a la altura del reto mediante el pensamiento ordinario.

Pensar se hace con palabras (cuando se trata de cuestiones científicas, al menos) y las palabras ya nos han fallado en las cinco preguntas, sin importar la visión del mundo que tengamos. Dos respuestas no tienen sentido.

¿Cuándo ocurrió? Antes de que empezara el tiempo.

Esto es ilógico porque *antes* es una palabra basada en el tiempo lineal. El mundo cotidiano funciona con el tiempo del reloj para medir el antes y el después; sin embargo, venga de donde venga el tiempo, las cosas no funcionan así. De lo contrario, solo sería otra versión del tiempo, no su creador.

¿Dónde ocurrió? En un lugar donde se creó espacio.

Esta respuesta carece de sentido porque *dónde* se aplica a lugares en el espacio, no al lugar donde se creó el espacio.

Una vez descartados "¿cuándo?" y "¿dónde?", el cerebro humano es incapaz de procesar esas preguntas. Al fin y al cabo, funciona en el espacio-tiempo. Todo lo que compone tu cerebro —principalmente agua y algunos elementos básicos como carbono, hidrógeno, oxígeno y nitrógeno— está atrapado en el espacio y el tiempo. No ofrecen ninguna vía de escape hacia una realidad que va más allá del espacio y el tiempo, que es donde comienza la creación.

En resumen, el cerebro no tiene ni idea de la creación, aunque transmita ideas creativas todo el tiempo. De forma muy misteriosa, todo lo que se puede concebir —el pensamiento más brillante, la emoción más profunda, el arte y la música más bellos— procede de una fuente inconcebible. Es difícil aterrizar este hecho. Un par de ejemplos nos pueden ayudar.

Todos los compositores, desde Bach hasta los Beatles, trabajan con un pequeño puñado de notas: contando los sostenidos y los bemoles, solo hay 12 notas en una escala occidental estándar. Es asombroso pensar que millones de composiciones se basen en solo 12 notas y nadie puede explicar cómo se hace. Los compositores no utilizan algoritmos matemáticos para crear música. Buscan lo bello, y si surge una melodía como "Let It Be" de los Beatles, millones de oyentes reconocen de inmediato su belleza. Nadie puede decir cómo funciona esta percepción compartida, pero si se diera la vuelta a las partituras de "Let It Be" en el atril, los oyentes sabrían al instante que la belleza ha desaparecido, sustituida por algo indiferente o incluso feo.

Es inconcebible entender por qué Mozart, Lennon y McCartney son grandes creadores de melodías, mientras que muchos compositores famosos como Beethoven no lo son. La música bella es algo que se reconoce cuando se escucha. Este conocimiento existe en la conciencia. No hay ninguna región en el cerebro que detecte la belleza.

El cerebro hace muchas cosas que plantean el mismo enigma. Poseer una corteza cerebral te permitió aprender aritmética y a Einstein le permitió formular la teoría de la relatividad general. Sin embargo, tenemos el mismo cerebro superior que nuestros antepasados prehistóricos tenían hace 30 000 años y a ellos no les servía de nada la aritmética. Lo más probable es que ni siquiera supieran contar los dedos de sus manos y pies. Las habilidades no utilizadas se extinguen de forma natural en una reserva genética. Ser capaz de hacer cálculos matemáticos es una habilidad que invirtió la regla y que persistió por miles de años, antes de que fuera necesaria. ¿De dónde vienen las matemáticas? La única respuesta razonable es que provienen de la conciencia.

Los sibaritas se deleitan con el sabor de la trufa negra y no hay ningún misterio en la composición química de este raro hongo que los jabalíes encuentran olisqueando en los bosques de roble en Francia. No hay explicación para lo que sabe bien y lo que no, o por qué algo tiene sabor. Los cinco sentidos proceden de un lugar inconcebible, al igual que la memoria, el amor, la verdad y otras cualidades que experimentamos y damos por sentadas.

Está claro que el proceso creativo no cede a revelar su misterio, ni siquiera cuando se trata de los aspectos más básicos. Empresas como Microsoft y Apple mantienen su ventaja en el mercado gracias a la innovación creativa y se juegan mucho en la creatividad de las personas que contratan. Sería invaluable acelerar el proceso creativo o, al menos, averiguar quién es creativo y por qué. Sin embargo, después de mucho tiempo, dinero y esfuerzo, los estudios sobre creatividad han concluido que no se puede acelerar la creatividad o impartirla a quienes no son creativos. Como el cerebro que no sabe que existe, creamos sin saber cómo ni por qué.

No obstante, la naturaleza de lo inconcebible es mucho más profunda. Así lo reconoce un artículo del número de enero de 2023 de *Scientific American*, titulado "El universo no es localmente real". Llamar a esto "uno de los descubrimientos más inquietantes del último medio siglo" podría llevar a subestimar las cosas, porque mirando más allá del lenguaje de la física cuántica, lo que el artículo se propone demostrar es que los objetos "locales" (es decir, físicos) no tienen bordes y límites definidos, ni siquiera propiedades definidas. Adquieren las propiedades como peso, masa, ubicación, etcétera, solo cuando uno se detiene a medirlos. O, para ir un paso más allá, los objetos adquieren su realidad al ser percibidos.

Einstein se mostraba escéptico ante la mecánica cuántica porque llevaba a la absurda conclusión de que la Luna (o cualquier objeto físico) no existe hasta que la miras. Pero esa es la implicación que ahora parece (casi) demostrada. Ver para creer, diremos todos, pero ver en realidad es crear, lo que no tiene sentido. ¿Por qué mirar un objeto, que parece totalmente pasivo, puede crear sus propiedades? ¿Por qué medir el mismo objeto, sin tocarlo en absoluto, crea la propiedad que se mide?

Lo que le concierne a las partículas subatómicas también le concierne al cuerpo cuántico: debe crearse a partir de potencialidades y posibilidades. La creación comienza en un campo de posibilidades infinitas y se desarrolla por etapas hasta llegar al mundo físico. Lo que hace que tu cuerpo físico sea real es el flujo de posibilidades a través de cada nivel de creación. Te encuentras en el origen de la creación, porque tu cuerpo se define por cómo te relacionas con él. Esto suena tan extraño como la idea de la teoría cuántica de que las ondas se convierten en partículas al ser observadas. Sin embargo, una vez más Heisenberg ofrece una formulación nítida de la verdad: "Lo que observamos no es la naturaleza misma, sino la naturaleza expuesta a nuestro método de preguntar".

Aplicado a tu cuerpo, cuando eras un bebé agitabas la mano delante de tus ojos sin saber que te pertenecía. Una mano no era más que una cosa pálida que se movía en el aire. Luego empezaste a hacer preguntas:

- ¿Qué es esto?
- ¿Me pertenece?
- ¿Qué se siente tener una mano?
- ¿Qué puede hacer una mano?

A partir de estas preguntas básicas, empezaron a revelarse infinitas posibilidades conforme crecías en conciencia. ¿Tu mano puede batir un suflé, tocar Bach al piano, cachar una pelota o batir un récord jugando un videojuego? El potencial de una mano es ilimitado, mientras que el potencial de la mano de un primate superior, como un gorila o un chimpancé, no lo es, porque *tú* puedes plantear preguntas que exploran posibilidades infinitas. Sin que estés tú para experimentarla, una mano no es más que una cosa pálida flotando ante tus ojos.

Si sólo tienes un cuerpo, cuando lo experimentas, ¿quién es el experimentador? Esta pregunta nos remite a la más misteriosa de las cinco relacionadas con el quién: "¿De quién se trata la historia?". Encuentra una buena respuesta y hallarás el núcleo mismo de la creación. Si alguna vez te has preguntado en serio: "¿Quién soy yo?", has hecho algo que poca gente hace.

Te enfrentas a una decisión profunda para liberarte. Si miras lo bastante lejos en el camino, "¿Quién soy yo?" conduce hasta la afirmación de Einstein de que nada es un milagro o bien todo lo es. A primera vista, no parece haber conexión entre el "yo" y los milagros, pero un milagro, definido en término sencillos, es un acontecimiento sobrenatural. *Sobre* es el prefijo latino para "por encima de". Esa es precisamente la cuestión con el misterio del "yo". ¿Nos remite a algo que está por encima o más allá de la naturaleza?

No puedes ir más allá de la naturaleza utilizando el pensamiento racional, porque el cerebro está atado a los límites del espacio y el tiempo, pero puedes trascender la naturaleza bruta, lo que significa que puedes determinar el nivel de conciencia en el que se centra tu percepción. Sin embargo, el potencial no es lo mismo que el logro, y por ello es posible poseer el potencial para la conciencia superior y aun así darle la espalda. Es lo más fácil del mundo permanecer ignorante de tu condición como ser cósmico. Puedes hacerlo de la siguiente manera:

- Piensa igual que los demás.
- Sigue viejos hábitos y condicionamientos.
- Acepta las creencias colectivas de la sociedad.
- Confórmate para permanecer a salvo.
- Aférrate a tu historia como tu identidad.
- Protege la imagen que tienes de ti mismo.
- Busca ser el número uno.

Una vez que veas la situación tal como es, estarás en el umbral de la solución, que reside en el axioma: "Despeja tus ilusiones y lo que quede será real". Por el contrario de todo lo que has aceptado sobre tu yo cotidiano, ya eres sobrenatural, lo que significa que tu cuerpo cuántico trasciende el mundo físico. No se exige ninguna lucha, viaje, búsqueda o desafío enorme. En cuanto te das cuenta de cómo funciona la ilusión, esta empieza a desvanecerse.

A pesar de nuestros defectos y puntos ciegos, el lugar al que queremos llegar los humanos —como se ha visto a lo largo de los siglos— es cada vez más profundo dentro de nuestra propia naturaleza. El hecho de que podamos utilizar la química, la física, las matemáticas y la tecnología para llegar ahí demuestra lo extensas que se han vuelto esas herramientas. Cuando ves tu verdadera fuente en la conciencia es cuando los rishis han logrado su labor. Has llegado a donde comienza la verdadera creatividad. Quién, qué, dónde, cuándo y por qué tienen respuesta. Todas las respuestas son tú.

CÓMO ESCRIBIR TUS RECUERDOS EN EL AIRE

Los recuerdos se aprecian o se temen, dependiendo de si son buenos o malos, así que tiene sentido tener tantas experiencias felices como sea posible. Podemos decir que es un buen consejo psicológico, pero la espiritualidad es diferente. De la antigua tradición india viene un dicho: "Las primeras experiencias se escriben en piedra, luego en arena, después en el agua y finalmente en el aire".

En esta frase se resume el camino hacia la iluminación y lo comprendes una vez que descifras su significado. Se refiere a la capacidad de las experiencias para permanecer con nosotros como recuerdos. Si un recuerdo es tan fuerte que causa una impresión profunda, incluso para toda la vida, es como palabras grabadas en piedra. Para encontrar la libertad, para vivir el momento presente, no puedes estar atado al pasado, que es lo que hacen los recuerdos fuertes, difíciles y obstinados. Por lo tanto, el camino espiritual no consiste en obtener tantos recuerdos positivos como puedas. Se trata de saber si tus recuerdos te están frenando, ensombreciendo tu presente con fantasmas del pasado.

El pasado es una ilusión mental creada por los recuerdos. El momento presente está libre del pasado y, conforme vives cada vez más en el momento, tus recuerdos pierden su influjo. Como dice el axioma hindú, ya no están grabados en piedra, sino que son como escribir en la arena, luego en el agua y finalmente en el aire. Si esta secuencia suena misteriosa, es porque la ciencia occidental moderna no ha resuelto de inicio el misterio de la memoria.

En términos funcionales, la memoria es la capacidad de registrar, almacenar y recuperar información. Según esta definición, los imanes "recuerdan" mantener su orientación, el hule recuerda cómo recuperar su forma tras ser estirado, una célula cardiaca recuerda cómo late y las computadoras recuerdan cualquier cosa codificada digitalmente en bits formados por unos y ceros. Pero la memoria humana, aunque se parece a todas esas cosas, es tan misteriosa que nunca se le ha encontrado una explicación.

El misterio de la memoria humana solo se resolverá cuando se resuelvan otros dos misterios: el tiempo y el yo. Cuando Einstein revolucionó la física al introducir la relatividad, el tiempo se volvió flexible y las teorías modernas hicieron que también fuera reversible. Sin embargo, la experiencia humana ya había hecho ambas cosas y más. En la memoria traemos el pasado en una clase de viaje mental por el tiempo que invierte el tiempo del reloj, el cual siempre avanza.

Sin embargo, esto proporciona una pista importante sobre los engaños creados por la memoria, porque en realidad no se produce ningún viaje al pasado. Los recuerdos ocurren en el presente. Desde el punto de vista fisiológico, esto debe ser así porque todas las células, incluidas las neuronas de los centros de memoria del cerebro, solo funcionan en el presente. Recuperamos un recuerdo activando una impresión almacenada —nadie sabe cómo funciona el recuerdo, pero nadie duda de que existe— y, cuando se activa, una impresión del pasado trae consigo no solo simple información en bruto, sino imágenes visuales, cargas emocionales y un colorido muy individual. Por eso no hay dos familiares que tengan los mismos recuerdos de cómo se criaron. La pantalla de la memoria proyecta películas diferentes para cada uno.

Es obvio que los recuerdos son individuales, pero sigue siendo un misterio el motivo por el que eso es así. De algún modo, debemos tener en cuenta el segundo elemento humano, el yo. El yo es peculiar porque está hecho de recuerdos, pero también los crea. Si tomamos todas las etiquetas que definen nuestra identidad, como la raza, el sexo, la lengua, la profesión, etcétera, todas ellas son la acumulación de la memoria. Si las perdieras, ¿padecerías una amnesia grave o bien empezarías a identificarte con el testigo (véase la página 131) que observa en silencio toda actividad mental? Nadie lo sabe.

La memoria fuera del cerebro abre la especulación en varios frentes. Un proyecto de investigación clásico que se inició en 1961 en la Universidad de Virginia, bajo la dirección del fallecido psiquiatra Ian Stevenson, descubrió cientos de casos de niños pequeños que recuerdan vidas pasadas y cuyos relatos han sido autentificados; por lo general, el recuerdo es de una muerte violenta o traumática. (En 2007 fue la última actualización y el número de casos había ascendido a más de 2 500, lo que implica que recordar una vida pasada es un fenómeno mucho más común de lo que podría indicar la creencia convencional). Ser capaz de cruzar la frontera que separa la vida y la muerte implica que existe un yo que trasciende una única vida y no tiene en cuenta los límites del tiempo.

Por un lado, la memoria humana nos libera de las limitaciones del reloj y el calendario. Nuestra mente puede viajar con libertad por el continuo espacio-tiempo multidimensional, incluso vislumbrar el futuro. Por otro lado, la memoria nos atrapa en la ilusión y la confusión. Conforme envejecemos y adquirimos una perspectiva temporal más amplia, las líneas entre pasado, presente y futuro se vuelven cada vez más borrosas, y los acontecimientos que sucedieron hace décadas parecen haber ocurrido ayer mismo. Y lo que es más grave, ahora se cree que trastornos mentales como la ansiedad y la depresión son, al menos en parte, comportamientos aprendidos que vuelven a repetirse porque no podemos olvidarlos.

Este esbozo apenas roza el misterio de la memoria humana, pero deja claro lo inestable, voluble, transitorio, poco fiable y complicado que es todo el ámbito de la memoria humana. Esto nos lleva de nuevo a la noción de escribir recuerdos en el aire, es decir, escapar de los problemas provocados por la memoria. Si se pudiera hacer eso, sucedería lo siguiente:

- Ya no te lastimarían los recuerdos dolorosos.
- Vivirías en el presente.
- No estarías sujeto a las distorsiones e ilusiones de la memoria.
- Tu conciencia sería una tabula rasa.
- No estarías obsesionado con la historia que llevas viviendo desde que naciste.
- Experimentarías la ligereza del ser.

Estas cosas no suceden por el funcionamiento de la memoria. La carga del pasado está enredada en todo lo que llamas "yo, mí y mío". Para soltar esta carga, no puedes esperar que tu personalidad del ego te ayude, porque es creación absoluta de la memoria y por ello se aferra al pasado con una obstinación tenaz. La única respuesta es trascender la memoria, que es lo que significa "escrito en el aire": no te alineas con la personalidad del ego, que es pesada y te arrastra, sino con algo mucho más simple y básico, algo ligero: tu sentido del yo.

Tu sentido del yo no se ve afectado por el tiempo. Es la simple experiencia de "yo soy" que siempre ha estado contigo. "Yo soy" se rellena con "Yo soy X" o "Yo soy Y", pero esto no tiene por qué suceder. Más allá de "soy tragón", "soy inteligente", "soy hombre", "soy músico" o cualquier frase que empiece por "soy", está el propio "soy". Cuando te alineas con el hecho de que existes y tienes conciencia de existir, todo cambia. La memoria funcional sigue trabajando: el cuerpo y el cerebro no olvidan lo que deben hacer.

Pero la memoria personal pierde su control. Esto sucede porque "yo soy" es la puerta de entrada a la conciencia pura, tu verdadera fuente. De esta fuente fluyen la inteligencia, la creatividad, el amor, la compasión, el entendimiento y la dicha. Estos son los valores más elevados de la vida, y merecemos acceder a ellos sin la interferencia de la memoria. Ninguno de estos valores debe aprenderse ni recordarse. Son innatos; fuiste diseñado para experimentarlos de primera mano. Esa es la promesa definitiva de "escrito en el aire", que es como deberían ser nuestros recuerdos.

¿QUIÉN CUIDA LA TIENDA?

Uno de los misterios más extraños de la vida cotidiana es que, para empezar, es mucho más fácil seguir vivo que estar vivo. Hay una cascada de procesos perfectamente sincronizados en nuestro interior: un cuerpo sigue vivo mientras sus órganos estén vivos, los órganos siguen vivos mientras los tejidos estén vivos, y los tejidos siguen vivos mientras las células estén vivas. Esta cascada se conoce desde hace siglos y, sin embargo, nadie sabe por qué las células están vivas. No deberían estarlo, porque las abundantes reacciones químicas que se producen en el interior de un corazón, un hígado o un cerebro pueden reproducirse con facilidad en un tubo de ensayo sin dar señales de vida.

Como hemos comentado antes, la ciencia se siente mucho más cómoda preguntándose "cómo" que "por qué", y si investigas cómo funcionan las células, puedes extraer conclusiones claras sobre los procesos microscópicos del interior de una célula analizada con herramientas bioquímicas. En resumidas cuentas, 99% de la biología se centra en el "cómo" de los seres vivos. La insistente pregunta de "¿por qué?" se ignora por ser básicamente contraria a la ciencia. Por desgracia, no hay "cómo" sin "por qué". Si dos coches chocan, la física de una máquina que choca contra otra es sencilla, pero para explicar en verdad lo que ocurre hay que determinar si uno de los conductores se distrajo con una llamada telefónica, si estaba borracho o algo más.

El elemento humano es crucial en todo lo que hacemos, pero de alguna manera también se aplica a las células. Consideremos las necesidades de estar vivo en un cuerpo. Las células deben cooperar y comunicarse entre sí; tienen que convivir en paz y anteponer el bienestar de todo el organismo a su bienestar personal. Esto es evidente por la forma en que las células están dispuestas a morir cuando su utilidad ha llegado a su fin: las células cancerosas malignas, por otra parte, se multiplican con frenesí para evitar morir y, sin embargo, al final, ellas perecen junto con todo el cuerpo.

Si tomamos todas las cualidades humanas de las células (repeler invasores, distinguir entre amigos y enemigos a nivel de microorganismos, y muchas otras), vemos una inteligencia coordinada a gran escala. Lejos de ser inferior al coeficiente intelectual humano, la inteligencia del cuerpo supera la capacidad de la medicina moderna para explicarla plenamente. Así que es plausible afirmar que el misterio de la vida se reduce a la aparición de la inteligencia donde antes solo reinaba la química bruta en la Tierra primitiva.

Esta irrupción de la inteligencia no pudo haber surgido de la nada. La búsqueda de sus raíces no puede detenerse en la química. Las exploraciones avanzadas más recientes se han dirigido a un nivel más sutil de la naturaleza: el campo cuántico, que ha dado lugar a la biología cuántica. Si quieres saber quién cuida de la tienda para que la vida siga adelante, el campo cuántico podría tener la respuesta.

Es curioso que esta profundización sea lógica y absurda al mismo tiempo. Es lógica porque la ciencia opera por el método reduccionista, al disminuir todos los fenómenos a su constituyente fundamental más pequeño. Lo absurdo es que un cuanto puede ser miles de millones de veces más pequeño que una molécula orgánica, como las proteínas que dirigen las operaciones básicas dentro de una célula. La biología cuántica nos aleja de nuestra imagen cotidiana de la vida, no nos acerca a ella.

Sin embargo, las apariencias engañan. El secreto de la vida no es diminuto; es invisible, porque la inteligencia es invisible. La promesa de la biología cuántica es presenciar comportamientos al más fino nivel de la naturaleza que parece inteligente. Si examinamos cómo la biología cuántica aplica los principios de la física cuántica a los seres vivos, la cascada de vida dentro de nuestro cuerpo se vuelve consistente y continua, revelando lo holística que es la vida en realidad.

Uno de los paralelismos más sorprendentes entre el mundo cuántico y el mundo macroscópico es la "superposición", que desafía la noción de sentido común de que nada puede estar en dos lugares a la vez. Sin embargo, desde una perspectiva cuántica hay estados en los que las biomoléculas están en superposiciones, lo que significa que dos o más estados pueden coexistir al mismo tiempo en el mismo lugar: el célebre gato de Schrödinger es un ejemplo, una paradoja en la que el gato está vivo y muerto al mismo tiempo (no es un gato real, ya que se trata de un experimento mental).

Del mismo modo, dos partículas subatómicas separadas por cualquier cantidad de espacio de alguna forma pueden saber al instante lo que ocurre entre ellas, enviándose mensajes más rápido que la velocidad de la luz. Así, la biología cuántica podría explicar cómo las células cerebrales situadas en lugares distintos parecen coordinarse sin enviarse señales eléctricas o químicas.

Otros ejemplos de procesos cuánticos en biología son la navegación de las aves migratorias, que parece implicar la detección de pequeños cambios en el campo magnético de la Tierra, y también el funcionamiento de nuestros sentidos: la visión es posible porque la retina puede captar fotones, que son paquetes cuánticos de energía luminosa. De hecho, cada vez tiene más sentido considerar todo el cerebro humano como un detector cuántico.

Sin embargo, las mediciones cuánticas siguen sin ser suficientes para explicar la vida. Dentro de una célula, la vida emplea miles de millones de relaciones entre miles de tipos de proteína, en comparación con unos 100 tipos de partículas detectadas en la física cuántica. Y conforme se hace evidente que la ciencia debe explicar cómo surgió la conciencia, las explicaciones de la física han tropezado con el problema de que un pensamiento, un sentimiento o una sensación no son físicos. Las protestas de que todo debe tener una explicación física, que es la cosmovisión básica de la ciencia dominante, tropiezan con el hecho de que nadie puede señalar un cuanto, átomo o molécula que piense.

Por eso hay que invertir la imagen. No es cierto que la materia creó la mente, pero podría ser cierto que la mente creó la materia. Con cada pensamiento que tienes, generas nuevas sustancias químicas a nivel de las sinapsis de tu cerebro y, si sientes miedo, tal vez desencadenes una cascada de hormonas del estrés que necesitan de tu miedo para ser creadas. Desde el punto de vista de la conciencia, hay inteligencia creativa en todos los niveles de la naturaleza. Todos los sistemas de la naturaleza —desde un cuanto hasta los átomos, las moléculas, las células, los tejidos, los órganos y, finalmente, el cuerpo y el cerebro humanos— pueden tener mente propia.

Es decir, cada sistema se organiza a sí mismo, se mantiene a sí mismo y está en contacto con los sistemas superiores e inferiores en complejidad, sincronizados en el "sistema de sistemas" que es el cuerpo humano (y el universo). Cuidar la tienda es la esencia de los sistemas vivos a todos los niveles. El avance de la biología cuántica tiene la ventaja de mostrar que el comportamiento vivo impregna la creación.

Como ya hemos dicho, lo que antes se llamaba la Gran Cadena del Ser, que los teólogos cristianos atribuían a la Divinidad, es ahora la gran cadena de la conciencia. Sin deificarla, podemos aceptarla como la mejor explicación de por qué existe la vida y no solo cómo.

¿Y SI TODO ESTÁ VIVO?

Uno de los grandes fracasos de la ciencia nos sigue persiguiendo: el fracaso en descubrir por qué los seres vivos están vivos. Una de las teorías más prometedoras era el "vitalismo", según el cual una "fuerza vital" o "chispa de vida" por descubrir separa los seres vivos, como árboles, gatos y amebas, de los no vivos, como rocas, agua y sal. El vitalismo llegó a ser tan prometedor que en 1927 se concedió el Premio Nobel a uno de sus defensores, el filósofo francés Henri Bergson. Pero es significativo que el premio se le concediera en literatura, ya que nadie, por muy enamorado que estuviera del vitalismo, pudo aportar pruebas científicas de ningún tipo de fuerza vital.

Esto se revirtió de manera decisiva a favor de lo opuesto al vitalismo, conocido como "funcionalismo", que descompone la vida en procesos físicos como el metabolismo, el crecimiento, la reproducción, la adaptación, la evolución y la extinción. Ahí es donde nos encontramos hoy, lo que plantea un enorme problema. El vitalismo y el funcionalismo son opuestos, y eso implica que, en el juego de "lo uno o lo otro", si uno es falso, el otro debe ser cierto. Por desgracia, el funcionalismo tampoco explica la vida. Explica cómo se comporta la vida, que no es lo mismo.

¿Por qué no? Porque el comportamiento se reduce a la química y la física en la cosmovisión del funcionalismo, pero la "materia" física de la creación obedece a leyes tan rudimentarias que tienen muy poca relación con los seres vivos: imaginemos que intentamos explicar la Torre Eiffel a partir del comportamiento de los átomos de hierro que la componen. Es cierto que la Torre Eiffel está hecha enteramente de hierro, pero lo mismo ocurre con un trozo de hierro enterrado en la corteza terrestre. Un átomo de hierro debe pasar por muchas etapas antes de convertirse en un edificio. Para el funcionalismo es fatal que en la inmensa mayoría de esas etapas intervenga la mente, y la mente no tiene explicación física.

Por el momento, aceptemos que esta última afirmación es cierta. Los materialistas pondrán el grito en el cielo porque nunca abandonarán la idea de que la mente o la conciencia deben tener una base física. Ese "deber" es similar a la noción de que Dios debe existir. En ambos casos, el "deber" precede a la prueba. Las leyes de la naturaleza que rigen la física y la química funcionan a la perfección, pero la creación de vida no se deduce de ellas. La vida rompe la regla cardinal de que dos átomos o moléculas que se juntan se comportarán siempre de la misma manera ordenada. Es como si una madre insistiera en que sus hijos son perfectos, aunque todo el tiempo se porten mal.

La naturaleza ha hecho un maravilloso trabajo en cuanto a portarse mal, sobre todo en lo que se refiere a la creación de la mente o conciencia. Nada físico podría haberlo predicho. La química y la física ven a la naturaleza como una actividad turbulenta y aleatoria. Un generador de números aleatorios nunca podría producir la belleza de la ecuación de Einstein $E = mc^2$. Si pudiera, el proceso llevaría tanto tiempo como la fábula de los monos que se supone que podrían escribir todas las obras de Shakespeare pulsando al azar las teclas de una máquina de escribir durante millones de años. Así surgió la desconcertante contradicción entre orden y caos en el universo. Es evidente que coexisten, pero nadie puede explicar por qué un átomo o molécula llega a formar parte de una estructura compleja como el cerebro humano, mientras que exactamente el mismo tipo de átomo o molécula va a la deriva y de forma aleatoria.

La conclusión es que tanto el vitalismo como el funcionalismo parecen estar equivocados en distintos sentidos. El vitalismo reconoce el sentido de la vida sin una base física. El funcionalismo describe el comportamiento de los seres vivos sin explicar por qué se producen.

En la actualidad, con el funcionalismo en auge, salvarlo como modelo viable lo ha convertido en cuántico. A diferencia de la rigidez de la causa-efecto de átomos y moléculas, los cuantos se definen por principios como la incertidumbre, la acción a distancia, la alternancia entre equilibrio (coherencia cuántica) y desequilibrio (decoherencia cuántica), y el entrelazamiento (los lazos invisibles entre partículas subatómicas), que añaden nuevas aristas y abren nuevas puertas. El vasto orden del cuerpo humano implica una autoorganización perfecta a todos los niveles. Mientras que la física de la creación antes de la revolución cuántica consistía en crear orden a partir del caos (lo que sigue siendo totalmente misterioso), la física cuántica puede apuntar al orden en el nivel más básico de la naturaleza.

Parece un gran paso adelante ver la creación como "orden a partir del orden", en lugar de "orden a partir del caos". Pero ¿y la mente? Al fin y al cabo, no importa cómo se comporten los diminutos fragmentos de la materia si no se puede demostrar cómo aprendieron a pensar. Este es el callejón sin salida que condena al funcionalismo, aunque es probable que se produzcan avances en nuevos campos como la psicología cuántica, dado que el cerebro humano muestra algunas funciones cuánticas básicas.

No obstante, en lugar de rescatar el funcionalismo, hay otro camino. Lo que sorprendió a la generación de pioneros cuánticos de hace más de un siglo fue cómo el comportamiento de los cuantos imitaba la vida. Las partículas subatómicas parecen salir de un estado de incertidumbre cuando deciden qué hacer a continuación. Al contemplar todo el aparato de la creación, algunos físicos empezaron a preguntarse si el universo se parece mucho más a una gran mente que a una gran máquina. Llevemos esta idea un paso más allá. En lugar de que las partículas cuánticas imiten la vida, ¿qué pasaría si estuvieran realmente vivas?

Un aspecto de esta conjetura ya se está poniendo de moda en la noción de "panpsiquismo", que sostiene que la creación contiene conciencia, o protoconciencia, como una propiedad fundamental como la gravedad. El panpsiquismo surgió para rescatar a la física del enigma de no poder explicar la conciencia. En lugar de explicarla, el panpsiquismo dice simplemente que la conciencia siempre ha estado ahí. ¿Se trata de una intuición o de una estratagema astuta?

En realidad, nadie puede llegar a un consenso al respecto. El problema hace eco del viejo enigma del vitalismo sobre la imposibilidad de encontrar una base física para la fuerza vital. ¿Y si no es necesario encontrarla? El siguiente paso en la explicación de los orígenes de la vida implica abandonar las vías de exploración equivocadas.

En última instancia, estamos hablando de un universo humano vivo. Resulta demasiado extraño plantear que el ADN y el cerebro humanos aparecieron a partir de procesos aleatorios mediante una increíble lanzada de dados. Incluso si hay miles de millones de sistemas solares en otras partes del cosmos con planetas que podrían producir sustancias químicas orgánicas aptas para evolucionar en criaturas vivas, esto no nos sirve de nada si su explicación sobre la vida tiene errores fatales. El origen de la vida en un universo humano pertenece a la vida misma. No hay nivel de creación que no refleje dos atributos de la existencia humana: creatividad e inteligencia.

Si eso es cierto, en lugar de contemplar una creación muerta que evolucionó hasta cobrar vida, el universo se convierte en la vida misma, evolucionando a través de la creatividad y la inteligencia para producir toda variedad de seres vivos. Esta teoría da un giro completo, ¿y por qué no? Mirar a través de ella, como lo hace ahora la ciencia moderna, ha dado resultados prometedores, pero ninguna respuesta real.

"ERES LO QUE COMES" DEBERÍA SER "ERES LO QUE COMISTE"

Se han producido descubrimientos apasionantes sobre el microbioma que han derivado en un cambio radical en nuestra forma de ver el cuerpo humano. *Microbioma* es un nuevo nombre para algo conocido desde hace mucho tiempo: las abundantes colonias de bacterias y hongos que existen en todo el cuerpo. Necesitamos estos microorganismos para digerir los alimentos, pero la existencia de la llamada "flora intestinal" tampoco es ninguna novedad. Entonces, ¿por qué ha despertado tanto interés el microbioma?

La razón más importante puede resumirse así: "El microbioma somos nosotros". En lugar de ser un invasor o un viajero microscópico, el microbioma representa la continuidad de la vida misma. El ADN microbiano está entretejido en el ADN humano, lo que nos dice de inmediato que, lejos de ser microorganismos enemigos, miles de especies de bacterias, virus y hongos trajeron a nuestros antepasados las novedades del mundo en lo que respecta a la evolución de la vida. Una nube de ADN se mueve dentro, alrededor y a través de cada ser vivo.

En los museos de historia natural, nuestros antepasados homínidos parecen pequeños y primitivos, pero hay un vínculo invisible que nos une a ellos: el microbioma. El microbioma también se localiza en la boca, en la piel y en las axilas y la ingle, pero vamos a limitarnos al microbioma intestinal, ya que es increíblemente complejo, cuenta con unas 2 000 especies de vida microbiana y da vida.

Intentar comprender lo que sucede en el proceso de la digestión es como tratar de ponerle bordes afilados a una nube, porque el microbioma de cada persona cambia constantemente. De un día para otro, la población exacta es diferente y por eso también es muy difícil definir el microbioma ideal. Pero lo que comían nuestros antepasados define lo que comes hoy. "Eres lo que comiste" también cuenta la historia de tu vida actual, porque la asociación, o simbiosis, entre los microbios y el resto del cuerpo comienza en el nacimiento.

A partir de ese momento, el microbioma intestinal tuvo una profunda participación en las siguientes cuestiones: la fortaleza de tu sistema inmunitario, la presencia o ausencia de alergias, el estado de inflamación de tu organismo (como señalamos antes, ahora se sospecha que la inflamación es la principal culpable, junto con el estrés, de la mayoría de los trastornos crónicos, si no de todos), tu apetito y tu digestión, e incluso tus emociones, ya que existe una vía directa en el sistema nervioso, denominada eje intestino-cerebro, entre el cerebro, el tracto digestivo y los principales nervios que transmiten información sobre la respiración, el ritmo cardiaco y tu percepción del mundo exterior.

Ahora mismo quizá existan más pistas que una comprensión sólida del microbioma. La popularidad emergente de los prebióticos y probióticos, por ejemplo, parece algo bueno, pero se basa en una ciencia poco sólida. La ingestión de millones de microbios en una pastilla apenas afecta a los billones que residen en el tracto digestivo. Sin embargo, algunos hallazgos son muy prometedores.

Hay una tendencia importante que marcha a nuestro favor. En las últimas décadas, los patrones dietéticos en Norteamérica y en otros lugares han experimentado grandes cambios: ha aumentado el consumo de carne roja, alimentos ricos en grasas y azúcares refinadas. Esta "occidentalización" de las dietas, combinada con un estilo de vida sedentario, ha provocado modificaciones en el microbioma intestinal, lo que puede contribuir en parte a una mayor incidencia de trastornos inflamatorios, como las cardiopatías, la obesidad, el trastorno inflamatorio intestinal e incluso la depresión.

Acción sugerida: promueve lo que prefiere el microbioma de todos: una dieta de alimentos integrales; una amplia gama de fibra (el alimento del microbioma) procedente de plantas, cereales y frutos secos, y una dieta antiinflamatoria en general.

Los intestinos contienen casi todo el ecosistema bacteriano del cuerpo y las bacterias constituyen la principal población del microbioma. Mientras que los humanos son genéticamente casi idénticos entre sí como especie, y alrededor de 85% idénticos a los ratones, las bacterias son muy divergentes unas de otras. Esto implica que la máxima diversidad es clave para un microbioma sano.

Acción sugerida: no limites tu dieta a unos pocos alimentos favoritos. Haz que tu dieta sea lo más variada posible.

Aunque las bacterias representan entre uno y dos kilos de nuestro peso corporal, superan con mucho en número a las células humanas. El microbioma contiene unos 3.3 millones de genes, frente a los 19 000 del genoma humano. Esta diversidad genética da lugar a una amplia gama de productos proteínicos, con un espectro de propiedades mucho mayor que aquellos producidos por el propio cuerpo humano. Las bacterias intestinales participan en la síntesis de vitaminas, neurotransmisores y aminoácidos esenciales, junto con la transformación de ácidos biliares y el metabolismo de fármacos, por nombrar solo algunas de sus funciones.

Acción sugerida: tener una mentalidad más abierta y positiva hacia los microbios; evitar la trampa de la germofobia. Las bacterias son muy prometedoras como fuente de nuevos fármacos, disminución de enfermedades crónicas, y esperanza de vida más larga y saludable. Al menos, seamos humildes ante estos microbios, que son nuestros aliados evolutivos más poderosos. En casi su totalidad, el acervo genético colectivo de la vida en la Tierra es el de la microbiota.

El equilibrio relativo entre los distintos tipos de bacterias de nuestro intestino es un indicador general de bienestar. Por ejemplo, la obesidad se correlaciona con una menor diversidad microbiana, concretamente con una mayor proporción de Firmicutes (un amplio filo de bacterias) frente a Bacteroidetes (otro amplio filo de bacterias). Un simple cambio de 20% en la abundancia bacteriana de Bacteroidetes a Firmicutes provoca un aumento de 150 calorías al día, lo que se traduce en un aumento de peso de un kilo cada dos meses. Las Firmicutes son proinflamatorias y favorecen la obesidad, mientras que las Bacteroidetes compensan.

Acción sugerida: céntrate en el microbioma como origen y remedio de la obesidad. Esto implica una vez más que una dieta orgánica de alimentos integrales es clave para el bienestar. La obesidad es solo un aspecto de este enfoque; hay implicaciones para todo, desde la inmunidad hasta los síntomas psicológicos.

El cerebro y el microbioma mantienen una comunicación bidireccional y las señales que se envían de uno a otro tienen que ver con todo lo que sucede a un nivel químico y neurológico en el cuerpo. De la forma más fundamental, cada célula escucha a las demás y lo que perjudica a un sistema perjudica al conjunto. Aquí nos centramos en la respuesta al estrés y en la respuesta inmunitaria. Por implicación, un microbioma sano se comunica con el resto del cuerpo, estableciendo circuitos de retroalimentación que promueven el bienestar.

Acción sugerida: cuanto más sabemos sobre el microbioma, más crítica es la necesidad de reducir el estrés. Este es el mensaje que debería bloquear todo el ruido sobre consejos médicos, fármacos y dietas. Duerme bien por la noche, toma medidas activas para reducir el estrés diario que experimentas, sobre todo las pequeñas tensiones repetidas que tendemos a pasar por alto, y regresa a la naturaleza respecto a lo que comes.

Las medidas que proponemos no son nuevas ni radicales. La mayoría suena a buenos consejos que hemos escuchado una y otra vez. Pero el microbioma refuerza dos hechos primordiales: la mente y el cuerpo son un todo, un cuerpo-mente, y, genéticamente hablando, este cuerpo-mente está dominado por las bacterias que nos habitan. Solo a partir de estos dos hechos ya se está desarrollando una visión totalmente nueva y mejorada del bienestar humano.

ORDEN EN EL CAOS: POR QUÉ NO ERES UN HURACÁN

Uno de los misterios de la existencia humana es el hecho de que no te deshaces en una nube de átomos y moléculas, sino que te mantienes unido como un organismo vivo que respira y piensa. Se dice que vivimos al borde del caos porque el cuerpo humano se ha adaptado para contrarrestar una enorme variedad de accidentes, errores, heridas, enfermedades y tensiones que destruirían un sistema no vivo.

Un ejemplo sencillo son las articulaciones. Doblas y desdoblas los dedos cientos de veces al día. Toma una barra de acero y dóblala cientos de veces; esta se romperá, pero tus dedos no. De hecho, se vuelven mejores en lo que hagan, como practicar el piano, una actividad repetida que crea más orden, aunque si eres sordo tocar el piano o el violín exige movimientos interminables que parecen aleatorios.

El estudio del caos ha progresado lo suficiente como para considerar cualquier fenómeno, desde el clima hasta el latido del corazón, desde los patrones del tráfico hasta las ondas cerebrales, como una lucha entre el orden y el caos. Tu vida depende de la secuencia predecible (ordenada) de acontecimientos que producen un latido sano, y si la secuencia pierde sincronía, el corazón puede entrar en actividad irregular, que va de un latido irregular benigno (arritmia) hasta una convulsión aleatoria (fibrilación) que resulta mortal.

Esto nos lleva a pensar que el orden es preferible al caos. La mayoría de la gente estaría de acuerdo en que una vida ordenada sin demasiada imprevisibilidad es mejor que una vida caótica llena de accidentes aleatorios y acontecimientos imprevistos. Pero, en realidad, el orden no es mejor que el caos. Son las dos caras de un acto de equilibrio. Tomando el cuerpo humano como ejemplo, el orden y el caos se equilibran de innumerables maneras. Estas son algunas de las más importantes:

- Las sustancias bioquímicas corren al azar por el torrente sanguíneo, pero una vez que entran en una célula, contribuyen a los procesos ordenados que construyen y mantienen cada célula.
- Cuando el corazón se vuelve irregular pueden surgir problemas, pero un latido rígido como el de un tambor tampoco es saludable y puede indicar estrés crónico. Para gozar de buena salud, el latido del corazón debe responder con flexibilidad a lo que estés haciendo y a lo que te esté ocurriendo. Es lo que se denomina "variabilidad de la frecuencia cardiaca" y está relacionada con la buena salud.
- El cerebro mantiene el orden en todas las partes del cuerpo, pero la actividad de las células cerebrales es muy caótica, mientras que durante una crisis, como un ataque epiléptico, el patrón de actividad cerebral es anormalmente ordenado.

En la teoría del caos hay dos principios básicos que profundizan en el misterio de la vida al intentar explicarla. El primero se conoce popularmente como el efecto mariposa, al que ya nos referimos en la tercera parte de este libro. Este principio afirma que una mariposa que mueve sus alas en una parte del mundo puede crear una pequeña turbulencia de aire que se expande por sí sola hasta crear un huracán en otra parte del mundo. Tu cuerpo debe mantener bajo control estas pequeñas perturbaciones, o bien un remolino en tu torrente sanguíneo podría crear un cataclismo. Pero estás a salvo de convertirte en un huracán, ya que tu cuerpo tiene todo tipo de mecanismos de equilibrio para mantener cientos, si no es que miles, de procesos dentro de su rango normal.

El segundo principio suele denominarse "el límite del caos", según el cual los sistemas ordenados dependen de su capacidad para sobrevivir al caos cuando se desata, pero sin ser demasiado rígidos, rutinarios y predecibles. Es como el proverbio budista de que un roble poderoso se derrumba en una tormenta, mientras que un árbol joven y flexible se dobla con el viento y sobrevive.

La teoría del caos tiene mucho más que decir sobre cuestiones vitales como los latidos del corazón, la respiración, la actividad cerebral, el sistema inmunitario y similares, pero quedémonos con el efecto mariposa y el límite del caos. La naturaleza se las arregló muy bien durante miles de millones de años, permitiendo que el caos gobernara sus propios dominios y que el orden presidiera los suyos. El Big Bang se caracterizó por un caos turbulento, pero con el tiempo los átomos y las moléculas formaron sistemas estables. Permitir que reinara el caos no impidió que el orden tuviera su propio momento, lo que dio lugar a las estrellas, los planetas, la Tierra y la vida en la Tierra. Esta es la progresión hacia los estados superiores de orden que llamamos evolución.

Sin embargo, la evolución no puede vencer la disipación inevitable de energía térmica, conocida como entropía. La naturaleza quiere que el calor se disperse de manera uniforme por todas partes, de modo que los puntos calientes desprenden su calor hasta que se enfrían a la misma temperatura que los rodea. ¿Por qué, entonces, la evolución y la entropía llegaron a un acuerdo de cooperación? Desde que naciste, tu cuerpo creció y se desarrolló, lo que demuestra la acción de la evolución, y, sin embargo, las formas vivas también deben morir y deteriorarse, lo que es pura entropía.

Ahora nos encontramos en el meollo del asunto. No existe una tercera fuerza que medie o arbitre la oposición entre evolución y entropía; al menos, ninguna fuerza física. Sin embargo, si nos fijamos en el panorama general, parece que ambos conceptos —orden y caos— son ficciones creadas por la mente. Para verlo, imagina a Leonardo da Vinci pintando la *Mona Lisa*. El retrato es un bello ejemplo de orden, pero si observáramos de cerca la paleta de Leonardo, veríamos que su pincel dio toques aleatorios a varios colores sin ningún orden aparente.

No obstante, el desorden de un pincel y el orden de la *Mona Lisa* tienen un propósito que los trasciende. El retrato no es un orden simplista, como alinear monedas iguales en una fila. Representa una intención invisible que nada tiene que ver con los procesos que conducen a su realización. La intención de crear arte va más allá de actividades como juntar cerdas para hacer pinceles, extraer cobalto para convertirlo en pigmento azul y talar árboles para hacer los bastidores sobre los que se tiende el lienzo antes de aplicar la primera pincelada.

En todos los asuntos humanos, la misma tercera fuerza invisible dispone cómo se evita que el caos destruya el orden y cómo se evita que el orden se vuelva tan rígido que la vida se detenga. Esta tercera fuerza no es física, porque la ciencia, que posee un conocimiento complejo, si no es que exhaustivo, del mundo físico, no puede explicar por qué la entropía y la evolución llegaron a un acuerdo tan perfecto en la naturaleza.

Con toda humildad, no podemos decir (aunque se haya dicho miles de veces) que la creatividad y la inteligencia solo surgieron con el *Homo sapiens* o, en el mejor de los casos, con nuestros antepasados homínidos. En este libro hemos defendido que la propia naturaleza encarna la inteligencia creativa. Esta línea de pensamiento sigue eludiendo a la ciencia, pero al final podría ser la única explicación lógica que funcione. De lo contrario, todos seríamos huracanes o rocas, las dos alternativas del caos descontrolado y el orden estancado durante eones.

LA RELACIÓN MÁS IMPORTANTE DE TU CEREBRO NO ES CONTIGO

No puedes tener un pensamiento, un sentimiento, una sensación o una imagen mental sin recurrir al cerebro, y esta relación estrecha nos hace humanos. Dado que 100 000 millones de células cerebrales generan constantemente tu vida mental, ninguna relación es más importante; por ello, todo el mundo tiene un temor profundo sobre lo que podría ocurrir en la vejez si aparece el alzhéimer, que en esencia destruye la conexión mente-cerebro.

Sin embargo, por muy valiosa que sea esta relación, tu cerebro tiene un vínculo más importante que estuvo oculto hasta hace unos 20 años. Esta preciosa relación es con las bacterias, e incluso cuando estás dormido o no piensas en nada en absoluto, nunca cesa la comunicación entre el cerebro y las bacterias, concretamente las bacterias de tu tracto gastrointestinal (la microbiota intestinal).

Entre los dos, tu cerebro y tu tracto gastrointestinal, han creado una matriz de la vida real, como la matriz de la ciencia ficción. Estás vivo y te relacionas con tu cerebro dentro de esta tupida estructura de sustancias bioquímicas que transmiten miles de mensajes por segundo entre tu microbiota y tu cerebro. A primera vista esto parece increíble, porque pocas formas de vida tienen una genética tan rudimentaria como una bacteria y ninguna forma de vida tiene un cerebro tan complejo como el cerebro humano. Un viejo dicho afirma que hasta un gato puede mirar a un rey. Desde el punto de vista biológico, la humilde bacteria (junto con los virus y los hongos microscópicos) hace mucho más que mirar tu cerebro, incluso más que escucharlo a escondidas.

Los billones de bacterias de la microbiota se alimentan de las partes no digeribles de los alimentos que consumimos (es decir, la fibra y los llamados almidones resistentes), un hecho que se enseña en todas las clases de salud en la escuela. La digestión suministra la energía y los nutrientes que nos mantienen vivos, por lo que parece un proceso básico y, por lo tanto, tosco. Pero la digestión es un milagro evolutivo. Las bacterias prosperaron durante miles de millones de años haciendo lo que les daba la gana, y a un nivel invisible gobiernan el planeta, junto con los hongos y los virus. Son el ADN maestro de la vida en la Tierra.

Dado que algunos de estos microorganismos causan enfermedades y putrefacción, es fácil verlos como una amenaza y la mayoría de la gente sigue haciéndolo. Si consideramos la vida como la supervivencia del más apto, las bacterias son mucho más aptas que nosotros y es asombroso que al menos 1 000 o 2 000 especies de bacterias decidieran sustentar la vida humana. Instaladas en la piel, en la superficie de la mucosa húmeda, como el revestimiento de la boca y la nariz y, lo que es mucho más importante, en el tracto gastrointestinal, las bacterias se entretejieron en nuestro propio ADN.

Hacen posible un sistema inmunitario sano. Ayudan a sincronizar los numerosos relojes del cuerpo (biorritmos), empezando por el sueño. Modulan nuestra respuesta al estrés, la inflamación y, quizá, nuestra susceptibilidad a todo tipo de trastornos crónicos, incluido el cáncer. Si las florecientes colonias bacterianas de tu tracto gastrointestinal se alteran, puedes experimentar un efecto en cascada de enormes consecuencias. El hecho de que unas bacterias microscópicas puedan provocar alteraciones totales en el organismo parecería como si lanzar una pelota de beisbol a la ventana de un rascacielos causara que todo el edificio se derrumbe.

La historia química de cómo pasa esto es tan compleja que estamos muy lejos de comprenderla por completo, si es que alguna vez llegamos a lograrlo. No obstante, han surgido algunas lecciones, como las siguientes:

- El cuerpo no es tanto un objeto físico como una matriz de inteligencia en la que la información se actualiza de modo constante.
- La primera parte del cuerpo que se pone en alerta ante cualquier acontecimiento —mental o físico— es la microbiota.
- Las alteraciones más graves de la microbiota y de toda la matriz se derivan del estrés, la inflamación crónica y el sueño de mala calidad. La ansiedad y la depresión también figuran entre las principales fuentes de alteraciones.
- Hacer hincapié en un sueño de buena calidad y reducir el estrés es tan importante como lo que se come, aunque es evidente que la calidad de la dieta afecta la microbiota.
- Tu microbiota cambia continuamente de formas muy complejas que no pueden controlarse todo el tiempo. Esto hace que la carga del bienestar recaiga en tu estilo de vida.

Dado que la gente está obsesionada con la dieta y que ésta es fundamental para una microbiota sana, son necesarias algunas directrices sobre qué comer. No hay que olvidar ni descuidar nunca un hecho básico: estos microorganismos se alimentan de las partes no digeribles de los alimentos que comes; en otras palabras, de la fibra de los alimentos vegetales. Cuanto más variadas sean las fuentes de fibra vegetal, mejor, lo que explica en gran medida por qué la dieta mediterránea es tan saludable.

Los humanos no tenemos el potencial genético para producir las enzimas que descomponen este material fibroso. Hay otros hallazgos relevantes. Curiosamente, comer arroz blanco cocido o papas al horno después de que se enfrían aumenta su calidad de almidón resistente y alimenta mejor a los microbios simbióticos del intestino. La ironía es que las papas fritas, que se calientan y luego se enfrían, en cierto sentido se han convertido en un nuevo "alimento saludable". La misma idea se aplica a congelar plátanos o comer plátanos verdes. Remojar la avena cruda en leche o yogur durante la noche es otro buen método para obtener almidón resistente.

Las lentejas, los cereales integrales, las castañas y la linaza son ejemplos de alimentos con alto contenido en almidón resistente. Todas las verduras, frutos del bosque frescos y frutas proporcionan una rica fuente de fibra soluble, hidratos de carbono no digeribles, minerales y vitaminas, que la persona promedio no consume en cantidades suficientes. Es difícil pasar de la dieta típica estadounidense a una dieta orgánica e integral con una base sólida de alimentos vegetales, pero al menos la ciencia está ahí.

Podemos afirmar que la ciencia no llega a explicar la matriz que es la red de la vida. Todo el tiempo evolutivo está contenido en nuestro interior. La vida se sustenta en una comunicación inteligente constante y aunque los portadores químicos son bastante conocidos, y hay más descubrimientos en camino, el misterio más fundamental sigue sin resolverse. ¿Qué razón hay para que las bacterias aprendan a hablar con el cerebro o para que beneficien la vida humana en primer lugar? Solo sabemos que esto ha ocurrido. Nadie podría haberse inventado la historia y, al final, el cerebro humano tal vez sea incapaz de comprender cómo funciona la matriz, porque sería como explicar cada gota de las cataratas del Niágara mientras el agua se mueve.

Lo que sabemos hasta ahora sobre cómo mantener sana la matriz apenas es un comienzo. El flujo de inteligencia creativa no puede observarse directamente, y hoy el vínculo entre mente y materia es casi tan oscuro como lo era para los antiguos griegos. Todo el mundo tiene una teoría preferida sobre estos enigmas interconectados. Mientras tanto, sin recibir un agradecimiento y a menudo sin que se note, el misterio se ha contentado con recrear la vida cada segundo durante 3 000 millones de años.

LA SABIDURÍA DEL CUERPO ES LA SABIDURÍA DEL AHORA

El tiempo es tan misterioso como la vida misma, lo que es innegable. En una célula viva todo está cronometrado. Las células saben cuándo dividirse, lo que requiere que el ADN se parta por la mitad como un cierre genético. Cada mitad reconstruye toda la doble hélice mediante una sincronización molecular precisa: una mitad trabaja de delante hacia atrás y la otra mitad de atrás hacia delante. Las llamadas "máquinas moleculares" supervisan este proceso, que no es continuo sino que a veces requiere una pausa. Una vez que las dos mitades vuelven a estar completas, el resto de la célula debe partirse de nuevo para que surja una réplica perfecta de cada parte, incluida la membrana exterior.

Estamos hablando de un dominio absoluto del tiempo, en el que intervienen miles de procesos, porque el cuerpo no funciona con un solo reloj (o biorritmo). Sincroniza un número desconcertante de relojes, cada uno con su propia duración. La biología cuántica se ha acercado más que ninguna otra teoría a desentrañar cómo afecta el tiempo al envejecimiento y a la enfermedad. Los elementos básicos ya los conoces.

- La entropía degrada el uso de la energía dentro de una célula. Conforme pasa el tiempo, los errores a escala cuántica hacen que la energía se utilice con menor eficiencia.
- Los más pequeños errores locales en una célula tienen consecuencias que se extienden a otras células, luego a tejidos, órganos y a todo el organismo.
- La degradación de la energía ofrece una explicación cuántica de por qué envejecemos y enfermamos.
- Por lo tanto, el tiempo es el culpable que nos roba la vida sin que podamos verlo y su comportamiento no puede entenderse sin ir al nivel cuántico.

Estos elementos son precisos, pero frustrantes al mismo tiempo. Llegar al nivel cuántico es un viaje matemático. Al utilizar la computación avanzada y la inteligencia artificial, se puede extraer una cantidad abrumadora de datos sobre la biología cuántica. En algún lugar de estos datos hay pistas sobre el asombroso dominio del tiempo que sin esfuerzo llega a cada célula del cuerpo. Pero también hay un muro conceptual que escalar. Nadie sabe de dónde viene el tiempo. De este lado del Big Bang, el tiempo, el espacio, la materia y la energía organizan el cosmos. Del otro lado del Big Bang hay un territorio desconocido del que, por desgracia, no se pueden extraer datos.

No solo el origen del tiempo es desconcertante. Si examinamos los relojes biológicos del cuerpo encontraremos todo tipo de cosas igual de desconcertantes. Por ejemplo, ¿cómo sincroniza el cuerpo el tiempo a largo plazo (como la pérdida de los dientes de leche para la aparición de los dientes definitivos, el inicio de la pubertad y la llegada de la menstruación), el tiempo a mediano plazo (como los ciclos de la digestión, las hormonas y el sueño) y el tiempo a corto plazo (como miles de procesos químicos casi instantáneos a nivel celular)?

Si te centras en este único misterio, surge una pista cuántica. Detrás de la capacidad del cuerpo para sincronizar el tiempo, debe haber algo intemporal. Eso es porque lo que organiza todos estos relojes biológicos no tiene un temporizador. Entonces ¿quién o qué controla el cronómetro?

Imagínate sentado a la orilla de un río. Solo puedes conocer la velocidad de la corriente si no flotas con ella río abajo. Del mismo modo que debe existir un punto de observación fuera del río, el campo cuántico ofrece una perspectiva privilegiada fuera del tiempo.

Este punto de observación tiene un nombre sorprendente: *ahora*. El ahora está fuera del tiempo. Toda la regulación, el control, los cálculos y la inteligencia que implica la sincronización de ciclos temporales de largo, mediano y corto alcance se producen en el ahora. Este hecho encierra la clave de lo que popularmente se denomina la sabiduría del cuerpo. Tu cuerpo reúne todo lo que necesita sin esfuerzo, y lo hace aquí y ahora. Se podría decir que la sabiduría del cuerpo es la sabiduría del ahora. Habrá una revolución en la medicina si el tiempo puede entenderse en el ahora, porque el ahora nunca envejece. No está sujeto a la entropía ni a las degradaciones que se le atribuyen al tiempo como causa de la vida.

Tu cuerpo se siente cómodo viviendo en el ahora. Sin embargo, a nivel psicológico, el ahora parece bastante esquivo. Querer vivir en el momento presente es algo que a muchas personas les resulta frustrante. Se les dice que la vida se renueva en el presente, que la carga del pasado oculta la alegría que siempre está disponible en el presente. El problema es que estas hermosas promesas son difíciles de traducir a la experiencia personal. Hay que indagar un poco más para ver lo que realmente se necesita. Hay una sabiduría en el ahora que no se revela a la mente sin conciencia de sí misma.

El presente es esquivo para la mente bulliciosa y activa. Constantemente ocupada con pensamientos, sentimientos y sensaciones, la mente da la impresión de que ya está en el presente, pero esto es una ilusión. Pensemos en la luz que nos llega de galaxias lejanas. Al contemplar el cielo nocturno, esta luz parece estar brillando aquí y ahora, pero en realidad la luz de las estrellas tardó miles de millones de años en llegar a la Tierra, por lo que la luz que ves en realidad tiene miles de millones de años.

De forma sorprendente, lo mismo sucede con lo que ves en este mismo instante. En el brevísimo tiempo que tardan las señales generadas por los fotones de luz en viajar de la retina a la corteza visual del cerebro hay un retraso. De hecho, estás viendo el pasado, como cuando miras las estrellas. Lo mismo pasa con los demás sentidos. El ir y venir de la percepción conlleva un retraso. Del mismo modo, el ir y venir del pensamiento es solo una *impresión* de estar presente. La inmensa mayoría de los pensamientos requieren una interpretación, lo que sitúa el pensamiento aún más en el pasado. Considera cómo es que un pensamiento como "tengo mucha hambre" puede persistir durante horas hasta que tengas la oportunidad de comer.

Sin embargo, siempre estás presente en tu mente, incluso cuando no te das cuenta. Este lugar en el que siempre estás presente se encuentra en la brecha silenciosa entre los pensamientos. Un pensamiento es transitorio, se eleva y se desvanece como una ola en el océano. Empero, el océano siempre está presente, al igual que el fondo silencioso de la conciencia que vislumbras, durante una fracción de segundo, entre los pensamientos.

Si te sumerges en esta brecha silenciosa, que es el propósito de la meditación, la conciencia que experimentas está en el momento presente. El silencio no tiene malos recuerdos, heridas, traumas ni condicionamientos del pasado. Por lo tanto, puede estar presente.

El silencio es continuo y nuevo al mismo tiempo. La novedad proviene de las posibilidades creativas que contiene la conciencia humana. No todas estas posibilidades son nuevas. Cuando tu mente emite su siguiente pensamiento, con toda probabilidad repetirá un pensamiento pasado o parecido a él. Los hábitos de pensamiento son la principal razón por la que no experimentamos el momento presente.

Tu cuerpo no tiene ese problema. Las células siempre están presentes, tienen que estarlo para sobrevivir. Tus células no almacenan un suministro de oxígeno y nutrientes durante más de unos segundos. Dependen de ser alimentadas sin preocuparse por el futuro. En otras palabras, confían en la sabiduría del ahora. Si una célula pudiera expresar en qué consiste esta sabiduría, diría que el ahora:

- Siempre es nuevo.
- Sabe lo que se necesita en cada momento.
- Refresca la experiencia de estar vivo.
- Contiene energía vibrante.
- No se arrepiente del pasado ni teme por el futuro.

Estas son precisamente las cualidades que la mente busca en el momento presente. Sin embargo, en realidad no hay nada que buscar, porque el ahora no ocupa ningún espacio en el tiempo. No puede ser captado ni descrito. No hay un "ahí", según los criterios de la mente pensante, que ansía aferrarse a las experiencias placenteras y desterrar las dolorosas. El ahora no tiene que ver con el placer o el dolor.

Una vez que te das cuenta de esto, has dado el paso más importante para estar en el momento presente: deja de creer que puedes llegar a él pensando, sintiendo, creyendo, esperando o mediante cualquier otro proceso mental. La sabiduría del ahora, como tu cuerpo ya lo sabe en sus billones de células, está incrustada en la existencia misma. Sin esta sabiduría, una célula no puede existir. La ilusión de que puedes existir sin la sabiduría del ahora debe ser desechada.

La sabiduría del ahora no puede explicarse en términos racionales con mediciones, datos o fórmulas matemáticas, pero la ciencia puede utilizar estas herramientas para descubrir algunas pistas fascinantes. Si tomamos un matraz y llenamos el fondo con tinta y la parte superior con agua transparente, con el tiempo ambas se mezclarán. El movimiento aleatorio de las moléculas de la tinta y el agua se rige por la entropía y la flecha del tiempo. La flecha del tiempo solo se mueve en una dirección, por lo que la tinta y el agua se mezclarán avanzando en el tiempo. Es sumamente improbable que se separen en dos líquidos, tinta y agua, en sus compartimentos individuales.

Este vínculo íntimo entre entropía y tiempo es uno de los fundamentos de la física clásica, pero en lugar de un matraz, miremos una célula. Esta es básicamente un recipiente lleno de moléculas de todo tipo, no solo dos, como la tinta y el agua, sino decenas de miles de tipos de moléculas diferentes. Según la entropía, que opera a través del movimiento aleatorio de las moléculas, una célula debería ser una mezcla uniforme en la que cada molécula se distribuya aleatoriamente por todas partes.

Sin embargo, una célula, lejos de ser una mezcla gobernada por la entropía, se divide en compartimentos con cientos de procesos separados, y cada proceso utiliza con precisión las moléculas que necesita con mucha más precisión que Rembrandt al mezclar los colores de su paleta para obtener exactamente los tintes y matices que desea. La biología cuántica permite extraer datos que miden la precisión con la que una célula utiliza sus recursos energéticos. Pero lo que no puede medirse es la inteligencia invisible que lo hace todo a tiempo, ni muy pronto ni muy tarde. El ahora rige la vida de una célula. Solo el ahora se detiene y dirige hacia donde tienen que ir la energía y las moléculas, como un policía de tránsito parado en una isla que dirige los coches que zumban a su alrededor.

La física que rige cómo se mezclan la tinta y el agua se define dentro de una célula, pero no puede decirse que las proteínas, las enzimas, el agua y los genes de una célula "sepan" nada, al menos no en su composición física. No hay propiedades físicas que creen inteligencia, y mucho menos sabiduría, como la que exhibe una célula. Lo que esto muestra es que la entropía y la flecha del tiempo están relacionadas, pero la entropía no *explica* el tiempo. Sin conciencia, en última instancia no hay necesidad de introducir el tiempo en muchas ecuaciones cuánticas, donde la posición de una partícula subatómica en el espacio puede intercambiarse con su posición en el tiempo y su estado energético.

Toda experiencia sucede en la conciencia. Sin conciencia, el mundo "ahí fuera" no tiene imágenes, sonidos, texturas, olores ni sabores. Esa parte no se puede cuestionar, porque todos sabemos que en el sueño profundo no hay mundo "ahí fuera", no para nosotros como experimentadores. Aquí la sabiduría del ahora da un giro extraño. De acuerdo con los videntes védicos, en el sueño profundo se experimenta la conciencia pura, lo que hace que el sueño sea lo más cercano a la ausencia total de ilusión.

Sabemos que este razonamiento suena extraño y la respuesta automática es que el sueño no contiene experiencia alguna si no se está soñando, pero esto se debe a que la neblina de la mente condicionada se superpone desde las horas de vigilia hasta el sueño. Con claridad de conciencia, percibirías el sueño como la paz tranquila de la conciencia pura. De hecho, tienes que ir al sueño para que tu cerebro limpie el pizarrón y se deshaga de las toxinas acumuladas, dos cosas que no puede hacer mientras estás despierto y pensando.

Es probable que pocas personas perciban la claridad total cuando duermen, pero la sabiduría del ahora también se vislumbra en las horas de vigilia. Estos destellos llegan cuando experimentas algo que la mente no puede crear y que nunca ha creado. A estas alturas ya sabes muy bien cuáles son esas cosas: amor, compasión, entendimiento, empatía, verdad, belleza, inspiración, alegría, asombro, creatividad y crecimiento interior. Nadie las ha inventado. No se pueden inventar, sino que forman parte innata de la conciencia humana. Son nuestra interpretación de la conciencia pura manifestada.

La razón última por la que no necesitas buscar el momento presente es que este ya te está encontrando en esos momentos en los que la brecha silenciosa entre los pensamientos te brinda estos regalos. Si la brecha silenciosa estuviera vacía, la vida espiritual estaría igual de vacía y la conciencia pura sería también un vacío, pero en realidad existen infinitas posibilidades en la conciencia pura y la brecha entre los pensamientos es el portal para activar estas posibilidades. Ser consciente de esta realidad te aleja de todas las ilusiones. Ahora tienes una motivación de por vida para valorar los dones del ahora y hacer todo lo posible por vivir de acuerdo con ellos.

RESUMEN
LAS LECCIONES MÁS IMPORTANTES

En esta parte del libro se han presentado respuestas cuánticas a viejos enigmas científicos. Se te ha brindado una hoja de ruta hacia la nueva ciencia de la vida. Sin embargo, nuestro objetivo ha sido crear un cambio en tu conciencia. Queremos que asimiles de la manera más completa posible tu conexión con tu cuerpo cuántico. La realidad cuántica tiene fama de extraña, como si la naturaleza hubiera creado con malicia una colección de partículas con comportamientos extraños que no se ajustan a la física y a la química de la vida cotidiana.

Sin embargo, la realidad cuántica, como hemos intentado demostrar, es la realidad "real", el fundamento a partir del cual se origina todo lo que te rodea. El extraño comportamiento exhibido a nivel cuántico se ajusta a la perfección con cómo funciona la conciencia. Existe una profunda conexión entre los avances logrados por los grandes pioneros cuánticos hace más de un siglo y el modelo más antiguo y completo de la conciencia, que surgió de los videntes védicos de la India hace miles de años.

Por muy profunda que sea una respuesta, a todo el mundo le toca vivir por sí mismo el misterio de la vida. Las experiencias más sencillas —ver el azul del cielo, saborear un grano de sal, escuchar música— no tienen explicación científica. Eso no ha impedido que los investigadores busquen constantemente una explicación. Los videntes védicos tomaron un camino diferente. Afirmaron que la conciencia es simple. Es lo dado, el punto cero y el estado básico de la existencia. En 1931 Max Planck concedió una entrevista al *London Observer* que contenía un pasaje que hemos citado antes. El entrevistador preguntó:

—¿Cree usted que la conciencia puede explicarse en términos de la materia y sus leyes?

—No —respondió Planck—, considero que la conciencia es fundamental. Considero que la materia es un derivado de la conciencia. No podemos ir más allá de la conciencia. Todo en lo que pensamos, todo lo que consideramos existente, postula la conciencia.

Asimilar la conciencia significa resolver de dónde viene, cómo se creó, cuándo y dónde ocurrió esta creación, y otras cuestiones que se aplican a los descubrimientos científicos. Cuando Planck insistió en que la materia derivaba de la conciencia, hizo una afirmación védica. Al mismo tiempo, señaló el camino para futuras investigaciones en física cuántica. Ha tenido que pasar casi un siglo para que se siguiera el ejemplo de Planck. Ahora, con la llegada del metabolismo cuántico y la biología cuántica, el vínculo entre la realidad cuántica y el cuerpo humano está abierto al descubrimiento.

Este tipo de investigación se produce en áreas abstractas que no parecen tocar la vida cotidiana, pero este libro ha revelado algunas cuestiones críticas de la vida diaria que necesitan respuestas cuánticas y que ahora se están obteniendo.

Entropía: como ya hemos dicho, la entropía es una medida del desorden. Por ejemplo, cuando la energía térmica se disipa al derretirse un cubito de hielo, un sistema físico muestra un aumento de entropía. Todos los sistemas físicos del universo están sujetos a un aumento de entropía —al igual que los cubitos de hielo, las estrellas disipan su energía— con el objetivo de que la energía se disperse de manera uniforme por todo el cosmos. Esto es lo que se denomina "estado de máxima entropía". Algunas de estas cuestiones están empezando a ocupar el papel protagónico y es probable que permanezcan ahí durante varias décadas.

Por el contrario, un sistema biológico vivo como el cuerpo humano intenta crear una complejidad organizada reduciendo la entropía y utilizando el impulso energético constante que proviene de metabolizar los alimentos. Cada uno de nosotros es una isla de entropía negativa, como se le llama, porque nuestro cuerpo organiza la energía más de lo que la disipamos.

El calor, un subproducto de la energía metabólica, tiene consecuencias tanto positivas como negativas. El calor es necesario para mantener la temperatura corporal, mientras que su exceso en forma de inflamación provoca daños estructurales. Esto apunta al importante descubrimiento de que la inflamación crónica de bajo grado está relacionada con el desarrollo de las enfermedades crónicas asociadas con el envejecimiento.

Información: cualquier objeto físico puede verse no como una cosa, sino como un almacén de información: el ADN humano es un intrincado ejemplo de enorme almacenamiento de información. También lo son las células de nuestro cuerpo y esta información es dinámica, se intercambia y se mueve todo el tiempo, de forma parecida a como funciona una computadora. Las células prosperan con la nutrición de alta información suministrada por los alimentos integrales, mientras que los alimentos de baja información (azúcar blanca, harina blanca y alimentos procesados) son calorías "vacías" en lo referente a lo que las células necesitan. Por lo tanto, en lugar de contribuir al metabolismo de forma fructífera, estos alimentos con poca información tienden a desviarse hacia las células grasas, lo que los convierte en uno de los principales contribuyentes a la obesidad.

El estrés: aunque la investigación sobre el estrés se remonta a décadas atrás, su importancia ha ido calando cada vez más hondo en los últimos años. Los síntomas del estrés solían ser el principal foco de atención. La respuesta biológica al estrés se diseñó para reaccionar ante una emergencia breve y aguda, tras la cual el organismo vuelve a su estado normal de funcionamiento. Pero la vida moderna ha distorsionado la aplicación natural del estrés. La presencia de estrés crónico de bajo nivel no da lugar a señales breves y agudas. Persiste como una febrícula y, aunque la vida siga pareciendo normal, a nivel celular, sobre todo en lo que respecta a las hormonas y los indicadores de inflamación, el estrés crónico crea distorsiones microscópicas que tienen implicaciones macroscópicas.

Los efectos cuánticos del estrés son metabólicos, lo que significa que la física de la distribución de energía dentro de una célula es clave. Sin embargo, en este mismo nivel, la respuesta psicológica de una persona ante el estrés tiene efectos perjudiciales y, además, el envejecimiento está relacionado con la disminución de la eficiencia en los procesos entrelazados de una célula. Una visión completa del estrés debe abarcar cómo metabolizamos las experiencias, no solo la energía.

Tiempo: todos sabemos que el envejecimiento está en función del tiempo, pero para un físico la "flecha del tiempo" está creada por la entropía. La energía que se disipa avanza en una dirección. Un ejemplo es un vaso que se rompe al caer al suelo. No puede desromperse y, por lo tanto, el accidente movió la flecha del tiempo. En el caso del cuerpo humano, la pérdida de eficiencia en todo tipo de procesos también mueve la flecha del tiempo. La pérdida de eficiencia biológica puede medirse como el proceso de envejecimiento. Lo que más importa es cómo envejeces biológicamente, no cómo te ves en el espejo.

Estas cuestiones ilustran cómo el misterio del cuerpo humano empieza a entenderse bajo una nueva luz, con la ayuda de la teoría cuántica. Las mediciones necesarias no difieren de las de cualquier otro objeto físico, aunque una estructura como el cerebro o el ADN humano sea tan compleja que su "existencia" sea casi irreconocible en relación con un cubito de hielo que se derrite, una hoja de roble que se pudre o el enfriamiento del cosmos.

Si eres un científico que intenta comprender el cuerpo humano, todo lo que no se puede medir queda fuera. Sin embargo, todos estamos en contacto íntimo con el misterio de la vida y podemos elegir vivir el misterio, en lugar de esperar a que los expertos lo resuelvan con más investigaciones. La forma más básica de vivir el misterio es establecer una conexión consciente con nuestro cuerpo cuántico. El vínculo de conexión es la conciencia. Todo el mundo está preparado para ello. Cuando te sientes cansado o lleno de energía, alerta o apagado, cuando detectas un dolor de cabeza inminente o atraviesas las complejas sensaciones de estar embarazada, estás participando en un proceso conocido como interocepción.

Ya hablamos de la interocepción en la primera parte, pero debemos subrayar su importancia. La interocepción es la clave para vivir el misterio. Es un auténtico sexto sentido y, de hecho, los cinco sentidos dependen de él. Porque la vista, el oído, el tacto, el gusto y el olfato deben interpretarse a un nivel consciente. A diferencia de los cinco sentidos, que prestan atención sobre todo al mundo exterior, la interocepción aplica la conciencia al cuerpo y, más allá, a todo el cuerpo-mente. Cada célula escucha tus pensamientos, sentimientos y sensaciones tras la puerta, por lo que es totalmente artificial separar mente y cuerpo.

Además de unir la mente y el cuerpo, la interocepción infunde conciencia al cuerpo. La mayor parte del tiempo, la sabiduría del cuerpo no necesita tu atención. Miles de procesos funcionan en perfecta sincronía utilizando la inteligencia creativa de cada célula. Sin embargo, si aplicas la percepción de forma consciente, potencias la sabiduría del cuerpo. La relajación consciente, la meditación, la realización de posturas de yoga, la reducción del estrés, la alimentación integral, el ejercicio físico y el sueño regular de calidad son intervenciones conscientes que surgen de la interocepción. Algo que no puede reducirse a datos físicos —tu conciencia— te permite vivir el misterio que no es solo tu cuerpo, sino tú como ser humano.

El flujo de inteligencia creativa que sustenta la vida también es responsable de ir más allá de los procesos básicos para ofrecer las experiencias de la conciencia superior o expandida; a saber, el amor, la compasión, la belleza, la verdad, el entendimiento, la creatividad, la dicha y el crecimiento personal. Estas experiencias requieren interocepción en forma de sensibilidad a lo que ocurre "aquí dentro". Los estímulos externos, como ver a un ser querido o contemplar una obra de arte, no crean esas experiencias; en el mejor de los casos, las desencadenan. El embeleso de una persona por la música y el arte, por ejemplo, puede causar indiferencia o desagrado a otra.

No descartamos los enormes beneficios de la ciencia médica en la comprensión del cuerpo humano. Estos beneficios no tienen por qué descartarse o ignorarse. Recibir el último refuerzo de la vacuna para el covid es solo un ejemplo. Pero vivir el misterio es la única forma de alcanzar la plenitud y la evolución personal a lo largo de la vida.

Ahora ya conoces las grandes conclusiones de este libro. La realidad del cuerpo cuántico ha tomado el conocimiento combinado de la ciencia moderna y la sabiduría antigua. No es un cliché ni un deseo iluso. El futuro del bienestar de todos —y del planeta— depende, en última instancia, de que pongamos en práctica todos los impulsos creativos, y nuestra mayor esperanza reside en la fuente de todas las soluciones creativas, que es la conciencia misma.

EPÍLOGO

LA DIMENSIÓN ESPIRITUAL
por Deepak Chopra

El ojo con el que miro a Dios
es el mismo con el que Dios me mira.

MEISTER ECKHART

Este libro estaría incompleto sin hablar de la dimensión espiritual de la vida. La física moderna fue casi en la dirección opuesta a la prevista por los pioneros cuánticos. Muchos de ellos creían que el mundo cuántico lindaba con el alma, Dios o lo trascendente. Heisenberg dio con una imagen memorable: "El primer trago del vaso de las ciencias naturales te convertirá en ateo, pero en el fondo del vaso te espera Dios".

Sin embargo, la mayoría de los pioneros cuánticos evitó utilizar términos religiosos. Cuando se trataba de la dimensión espiritual, su principal preocupación era la conciencia, que también ha sido mi principal preocupación. Estoy de acuerdo con la sencilla pero profunda idea de Freeman Dyson: "No hago ninguna distinción clara entre mente y Dios". Una deidad cósmica y una mente cósmica son una misma cosa.

Hoy, más que nunca, me he encontrado con más personas que han emprendido su propio camino espiritual. Se han inspirado en una visión de conciencia superior; se han entusiasmado con "buscar la felicidad". La búsqueda tradicional de Dios atrae cada vez a menos gente. Un término del que se reían cuando escribí *Curación cuántica*, "la evolución de la conciencia", se ha convertido en el centro de atención de innumerables personas en su viaje personal.

Un cínico podría señalar que llevamos al menos 50 años oyendo hablar del surgimiento de la conciencia superior y, sin embargo, la iluminación colectiva no está a la vista. La razón es que, con la evolución de la conciencia, no es factible un camino en línea recta. Nada en el ámbito cuántico sigue una línea recta, así que: ¿por qué debería hacerlo el espíritu?

Alcanzar la conciencia superior sigue un camino diferente al de cualquier otro objetivo que te propongas. En todas las épocas y tradiciones espirituales el camino hacia la conciencia superior está marcado por algunas cualidades muy peculiares, incluso únicas:

- No puedes ver el objetivo de antemano.
- Por lo tanto, no puedes hacer planes fiables sobre cómo alcanzar el objetivo.
- Como tu vida interior está en constante cambio, nunca sabes con certeza si tu enfoque es correcto o incluso si estás preparado para la siguiente fase del viaje.
- Tu personalidad del ego, que te apoya en cualquier otra actividad que valga la pena (cuando no te está saboteando o llenando con dudas sobre ti mismo), es de poca utilidad aquí. De hecho, la personalidad del ego es un obstáculo para la conciencia superior o se aleja de cualquier cambio drástico, sobre todo si se cuestionan viejos hábitos, creencias y condicionamientos.

Todos estos puntos pueden discutirse con lujo de detalle, pero no creo que los haya tergiversado. Una vez que asimilas que tu camino debe aceptar todo lo que hay en esta lista, el panorama cambia. Te das cuenta de que eres como un cirujano operándose a sí mismo, una tarea imposible. ¿Cómo puede evolucionar un individuo guiado por la personalidad del ego, sin un objetivo fijo ni un mapa fiable a mano?

La respuesta es que un controlador silencioso sabe hacia dónde te diriges. Solo él gobierna el camino hacia la conciencia superior. Desde tu punto de vista cotidiano, el proceso es como ver las piezas de un rompecabezas que se ensamblan hasta formar una imagen moviéndose solas. A menudo resulta extraño. Debes entregarte a un proceso que es dinámico, cambiante, sensible a cada situación de la vida e imposible de predecir por adelantado.

Para profundizar en el misterio, ni siquiera sabes quién está en el camino. La dimensión espiritual está por encima y más allá del nivel del ego. Aunque estés acostumbrado a pensar y actuar como un "yo" individual, la conciencia superior no es personal: es universal, holística y, al final, inconcebible. Esto suena intimidante, lo cual se queda corto, pero aquí se aplica la misma guía que utiliza principios cuánticos para alcanzar el bienestar. Dejamos que nuestra verdadera naturaleza ilimitada salga a la luz; nos encontramos con nuestro verdadero yo, intercambiando por el camino una serie de yos provisionales por algo más cercano a la realidad.

Tus yos provisionales, desde el nacimiento hasta la muerte y todo lo que hay en medio, se sienten como "yo". Somos dueños de estos personajes; asumimos que *somos* ellos, pero desde una perspectiva cuántica, cada persona —recién nacido, bebé, infante, niño, adolescente, adulto y anciano— es solo una prenda para vestir al ego, una cubierta superficial que enmascara el verdadero yo. El verdadero yo es la única parte de nosotros que conoce la realidad y gestiona de forma invisible nuestra evolución. Al igual que el ADN despliega el desarrollo de un niño según un calendario, con una línea temporal definida que antepone los dientes de leche, por ejemplo, antes de la pubertad, la evolución de la conciencia se desarrolla según una línea temporal. Pero en asuntos espirituales, la línea temporal es impredecible. Nada se sabe de antemano. No hay "por adelantado". La evolución se produce en el ahora, que escapa a nuestro control, ya que el "ahora" se desvanece en el instante en que lo reconocemos. Es difícil dejarse llevar y entregarse a un proceso sobre el cual no se tiene control.

A los niños de la India se les cuenta una bonita fábula que llega al meollo de la cuestión:

Un gran carruaje avanza por la carretera tirado por seis magníficos caballos. El cochero apremia a los caballos a seguir cuando una suave voz desde el interior del carruaje dice: "Alto". El cochero nunca antes había oído esa voz, así que la ignora e insta a los caballos a ir más deprisa. De nuevo, la suave voz del interior del carruaje dice: "Alto".

Ahora el conductor está molesto. ¿Quién se cree que es este insolente pasajero para tener derecho a decirle al cochero lo que tiene que hacer? El cochero azuza a los caballos con frenesí, pero la voz del interior del carruaje sigue diciendo: "Alto". Cuando el cochero está totalmente harto grita: "¡Dime quién eres, por el amor de Dios!".

Desde dentro, el pasajero invisible dice: "Soy el dueño de este carruaje". Y con eso, el conductor se detiene.

Esta fábula simboliza al ego (conductor) que cree tener el control porque azota la mente y los cinco sentidos (los seis caballos), sin darse cuenta de que todo está al servicio del verdadero yo (el dueño invisible dentro del carruaje). Solo cuando te des cuenta de esta realidad, tu mente activa detendrá su frenética actividad. De lo contrario, el ego lo azuzará todo cada vez más deprisa, conduciéndote al destino equivocado.

Las fábulas no tienen el poder de cambiar nuestra vida, pero pueden indicarnos la dirección correcta a seguir. Tras escuchar la suave voz del verdadero ser/alma/Atman, ¿qué debes hacer? Relájate y confía. Todo está controlado por la mente cósmica y cada uno de nosotros actúa como su conducto. (Pienso en otro dicho de Freeman Dyson: "Somos los principales ríos de Dios en este planeta"). Sin embargo, que decidas o no someterte es una elección vacía que se hace según lo que la personalidad del ego sienta en ese momento. En realidad, se está desarrollando un proyecto inconcebible que va desmantelando toda la estructura de tu existencia para llegar al verdadero yo, Dios, alma, Atman, *satori* budista, conciencia de unidad o iluminación, como quieras llamarlo.

El escenario de la vida de todos es una dramática confrontación de opuestos. Las etiquetas convencionales que aplicamos a este choque de opuestos —placer frente a dolor, bien frente a mal, luz frente a oscuridad, amor frente a miedo, Dios frente al Diablo— están creadas por la mente. Desde el punto de vista cósmico, hay evolución o entropía. La entropía está del lado de la decadencia y la destrucción, pero la evolución aprovecha cada acto de destrucción para inventar una nueva creación.

En el plano personal, la evolución se produce cuando desmantelamos algún aspecto autodestructivo de la personalidad del ego para que una cualidad más evolucionada ocupe su lugar. Un gesto de amor derrota al miedo. La compasión vence al egoísmo. La belleza derrota a la fealdad. La verdad vence a la mentira. Si te centras en tu propia evolución, el camino hacia la conciencia superior sigue siendo inconcebible, pero estarás alineado con el diseño cósmico. Otra persona conduce el avión, pero tú llegas a tu destino como pasajero, aunque no tengas el control de la cabina.

Es útil confiar en que el verdadero yo sabe mejor que tú qué partes de la configuración deben salir a la superficie y cuándo. La confianza aporta tranquilidad. La destrucción es inevitable, un hecho que perturba la vida espiritual y que siempre lo ha hecho. "¿Por qué me ha hecho esto Dios?" y "¿Qué clase de Dios permite que esto suceda?" son preguntas milenarias. Nunca tienen respuesta porque nadie puede leer la mente de Dios. Tampoco puedes leer la mente cósmica, pero a través de la operación de la inteligencia creativa puedes saber cómo llega a ti aquí en la Tierra.

La oscuridad, al ser esencial en el ciclo de creación y destrucción, no debe temerse ni negarse. Como dijo Rumi de forma tan bella: "En cada momento hay una muerte y un retorno; en cada momento el mundo se renueva". Nuestra estrategia como seres en evolución consiste en afrontar con paciencia cada signo de oscuridad, aceptando que la luz encontrará la forma de superarlo. Tampoco es necesario utilizar las herramientas de la oscuridad contra ella, ya que la violencia, la resistencia, la desesperación, el odio y el miedo no son la forma en que opera la luz. La luz no es más que la conciencia que revela algo nuevo sobre sí misma, trayendo a la ecuación el verdadero yo, que es universal.

En la medida en que seamos capaces, cada uno de nosotros debe recordar que el verdadero yo es el yo real. Solo manteniéndonos firmes en lo que realmente somos, la evolución de la conciencia puede afianzarse cada día a lo largo de nuestra vida. En un viaje sin fin, el ahora es el portal hacia la eternidad, y la mejor manera de utilizar tu tiempo es invitar a lo intemporal a guiarte.

AGRADECIMIENTOS

Deepak Chopra

Para mí, el secreto para mantener frescos mis pensamientos es aprender continuamente de muchos sabios y científicos a lo largo de las décadas. Estoy agradecido a mis coautores, Jack y Brian, por mantener la tradición con sus nuevas ideas. Como siempre, mi editor de toda la vida, Gary Jansen, ha sido un colaborador inestimable. No hay nada más importante que el apoyo de todo el equipo editorial, y expreso mi más sincera gratitud a Diana Baroni y a todos los que trabajan en Harmony Books.

Jack Tuszynski

Deseo darle las gracias a mi esposa, Ela, y a mi hijo, Alex, cuyo amor, apoyo e inspiración inquebrantables han sido fundamentales para permitirme seguir adelante con este proyecto, a pesar de muchos otros compromisos. Su presencia en mi vida me ha proporcionado la motivación y el aliento necesarios para acometer esta empresa.

Estoy profundamente agradecido por las numerosas y fructíferas interacciones científicas y animadas discusiones que he sostenido sobre los temas de física cuántica y conciencia. Estoy especialmente agradecido con Stuart Hameroff, Roger Penrose, Marco Cavaglia, Marco Deriu, Donald Mender, Mark Rasenick, Ursula Werneke, Lloyd Demetrius, Bruce Maciver y, por último, pero no por ello menos importante, a los difuntos Massimo Cocchi y Kary Mullis. Sus ideas y aportaciones han enriquecido enormemente mis conocimientos y han marcado el rumbo de mi trabajo.

Además, tengo una importante deuda de gratitud con mis alumnos, en especial Aarat Kalra, Travis Craddock y Eric Zizzi. Su contagioso entusiasmo y notable dedicación han sido una fuente de inspiración. Su arduo trabajo y compromiso han contribuido en gran medida al progreso de este proyecto.

Brian Fertig

Me gustaría expresar mi más profundo agradecimiento a mi esposa, Eileen, y a mi hijo, Matthew, por su inquebrantable amor, fortaleza y valentía. Su apoyo ha sido esencial en mi empeño por comprender los aspectos fundamentales de los sistemas biológicos, desde los más básicos hasta el nivel cuántico, pasando por la conciencia, la salud, las amistades, la sociedad y el universo compartido.

Le debo una profunda gratitud a Jack Tuszynski y Deepak Chopra, por sus inestimables ideas creativas, que han tenido una influencia enorme en mi viaje. También me gustaría expresar mi más sincero agradecimiento a todos aquellos que han contribuido a guiar la creación del tomo *Metabolismo y medicina*, así como a las luminarias inspiradoras que han respaldado mi trabajo con generosidad, contribuyendo así a su credibilidad. Siempre estaré en deuda con el difunto Bruce McEwen, por su sabiduría y perspicacia compartidas.

Agradezco las conversaciones interesantes que he mantenido con Carol Ash y David O'Hara, así como las discusiones perspicaces en la sala de médicos con Vasilios Velmahos, las cuales han sido tan enriquecedoras como inspiradoras. Me siento inmensamente orgulloso de Nicolas Velmahos, quien ha elegido seguir una carrera alineada con estos intereses. Quisiera extender mi agradecimiento a Amie Thornton y Bob Garrett, por reconocer el valor de mis contribuciones.

También quiero agradecer a Vincent Sferra y Michael Whalen por sus atentos comentarios sobre numerosas ideas, que han sido fundamentales para dar forma a mi trabajo. Por último, agradezco el apoyo incondicional y la comprensión que he recibido de mis colegas médicos, el personal de consulta, los pacientes y mi socio, Hassan Kanj. Su aliento ha sido inestimable en este viaje de exploración y descubrimiento.

Cuerpo Cuántico de Deepak Chopra
se terminó de imprimir en enero de 2024
en los talleres de
Litográfica Ingramex, S.A. de C.V.,
Centeno 162-1, Col. Granjas Esmeralda, C.P. 09810,
Ciudad de México.